간호건강사정 워크북

Nursing Health Assessment: Student Applications

간호건강사정 워크북

Nursing Health Assessment: Student Applications

2013년 10월 8일 1판 1쇄 인쇄
2013년 10월 15일 1판 1쇄 발행

지은이 | Patricia M. Dillon
옮긴이 | 박지원 · 박진희 · 박형란
펴낸이 | 김진환
펴낸곳 | 정담미디어 · (주) 학지사
121-837 서울시 마포구 서교동 352-29 마인드월드빌딩 6층
대표전화_ 02-330-5188 팩스_ 02-326-0338
등 록 | 2010년 2월 8일 제313-2010-36호
메 일 | jdmpub@jdmpub.com
홈페이지 | http://www.jdmpub.com

ISBN 978-89-6069-355-5 93510

가 격 | 18,000원

※ 정담미디어는 학지사의 자매회사입니다.

워크북

간호건강사정

Nursing Health Assessment

STUDENT APPLICATIONS

EDITION 2

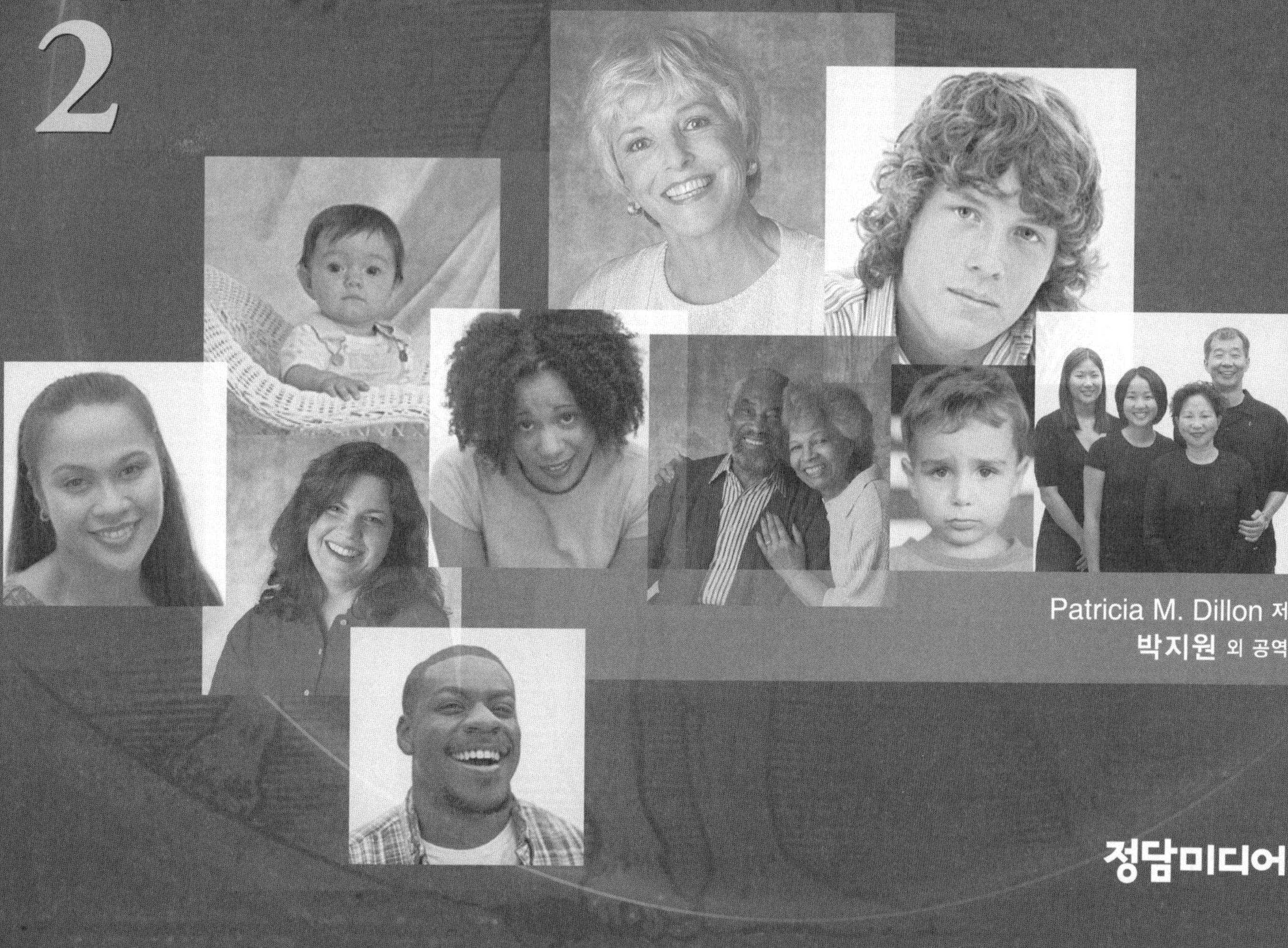

Patricia M. Dillon 저

박지원 외 공역

정담미디어

역자 소개

■ **대표역자**

박지원　　아주대학교

■ **편집위원**

박진희　　아주대학교

박형란　　아주대학교

머리말

건강사정은 신체사정과 달리 인간을 단순히 신체뿐만 아니라 전인적인 관점에서 이해해야 하기 때문에 학습자에게는 특별한 도전이 될 수 있다. 『간호건강사정 워크북』은 이러한 도전에 필요한 활동을 돕기 위해 해부학과 생리학 개요를 체계적으로 정리하고, 상황을 제시하여 학습자가 사정에 적용할 수 있도록 하며, 정상적인 결과와 비정상적인 결과를 추가하여 건강사정을 재미있게 공부할 수 있도록 접근하였다.

이 책은 F. A. Davis 사에서 출판한 『Nursing Health Assessment: Student Applications(2nd edition)』을 번역한 것으로, 주교재의 장에 맞추어 각 장마다 복습문제, 사례연구, 사정, 실습양식, 자가평가 부분으로 구성하였다. 워크북의 구성 내용을 간략히 소개하면 다음과 같다.

- **복습문제:** 사례연구에 앞서 해부학을 복습할 수 있도록 정상적인 해부학 구조를 그림으로 제시하였고, 구조와 기능을 복습할 수 있는 문제도 수록하였다.
- **사례연구:** 사정에 적용할 수 있도록 상황을 사례로 제시할 때 주교재에서는 정상에 초점을 둔 사례를 제시한 반면, 워크북에서는 정상과 비정상을 구별할 수 있도록 사례를 설계하였다. 또한 학습자의 사고와 임상적 의사결정을 돕는 단답형 문제뿐만 아니라 사정 내용을 강화하기 위한 퍼즐을 삽입하여 재미있게 학습할 수 있도록 구성하였다.
- **사정:** 비정상 사례를 연구하면서 건강력, 신체사정, 비판적 사고기술을 알아보는 질문을 포함하여 현재 학습하고 있는 신체계통과 다른 계통 간의 관계를 확인하도록 하였다.
- **실습양식:** 주교재에 따라 각 신체계통에 상응하는 사정 결과를 건강력, 신체사정, 자료 분류 및 간호진단 세 부분으로 나누어 기록할 수 있는 용지를 삽입하였다. 건강력 부분은 해당 계통에 적용할 수 있는 관련 증상을 제시하고 특정 계통을 사정할 때 건강력의 각 요소를 복습하여 적용할 수 있도록 하였다. 신체사정 부분에서는 특정 계통과 다른 계통 간의 관계를 확인하고 전반적 조사와 머리부터 발끝까지 검진한 결과를 기록하도록 구성하였다. 자료 분류 및 간호진단 부분은 건강력과 신체사정 결과를 확인하고 실제적, 잠재적 간호진단을 기술하며, 사정기술뿐 아니라 기록 기술을 발전시킬 수 있기 때문에 학습 보조자료로 이용할 수 있다.
- **자가평가:** 본인의 건강사정 기술에 대한 학습 성취 정도를 자가평가함으로써 추가 학습이 요구되는 부분을 확인할 수 있도록 하였다.

사정 역시 기술이다. 따라서 연습하면 할수록 사정 기술은 숙련될 수 있다. 기술을 발전시키고 연습이 더 필요한 부분을 알아내는 것은 학습자의 몫이다. 주교재와 함께 워크북을 효과적으로 활용함으로써 건강사정에 포괄적이고 체계적으로 접근하여 사정 기술을 익히고 강화하는 데 도움이 되기를 바란다.

끝으로 짧은 기간 내에 이 책이 출판될 수 있도록 독려해 주시고 애써 주신 정담미디어 임직원 여러분께 깊은 감사를 드린다.

2013년 10월
역자 일동

차례

Chapter 1

건강사정과 간호

Health Assessment and the Nurse

이름 : ______________________ 날짜 : ______________

과목명 : ______________________ 지도교수 : ______________

1. 다음 자료를 주관적 자료와 객관적 자료로 분류하시오. 기억하기: 주관적 자료는 대상자의 지각 또는 느낌이며, 객관적 자료는 관찰과 측정이 가능하다.

- 오심(nausea) ______________________
- 청색증(cyanosis) ______________________
- 황달(jaundice) ______________________
- 부종(edema) ______________________
- 무감각(numbness) ______________________
- 발한(diaphoresis) ______________________
- 창백(pallor) ______________________
- 안검하수(ptosis) ______________________
- 어지럼(dizziness) ______________________
- 협착음(stridor) ______________________
- 심계항진(palpitations) ______________________
- 불규칙한 맥박(irregular pulse) ______________________
- 가쁜 숨(shortness of breath) ______________________
- 흉통(chest pain) ______________________

2. 2세 여아가 39.5℃의 고열로 응급실로 실려 왔다. 환아 어머니는 딸이 지난 2일간 기침과 콧물 증상을 보였고 잘 먹지도 자지도 못했다고 말하였다. 환아는 불안정한 상태로 자기 귀를 잡아당기면서 "귀가 아파요"라고 호소하였다. 과거 의무기록지에는 지난 1년간 환아가 중이염으로 3회 치료받은 것으로 기록되어 있다. 이상의 자료를 이용하여 다음을 확인하시오.

a. 1차 자료 출처: ______________________

b. 2차 자료 출처: ______________________

c. 주관적 자료: ______________________________

d. 객관적 자료: ______________________________

3. 왼쪽에 열거된 언어적 반응에 가장 잘 어울리는 의사소통 기법을 오른쪽에서 고르시오.

언어적 반응	**의사소통 기법**
1. "계속 하세요."	a. 사건의 순서(sequencing)
2. "제게 이 권한이 있는지 알려주세요."	b. 방향 전환(redirecting)
3. "어떻게 느껴지시나요?"	c. 확인/촉진화(affirmation/facilitation)
4. "~이 두렵다는 말씀이시군요"	d. 주제 확인(identifying themes)
5. "왜 여기 계시는지 기억해 보세요."	e. 현실성 표현(presenting reality)
6. "말씀하신 내용으로 미루어 볼 때, ~에 대해 걱정하고 계신 것 같습니다"	f. 명료(clarifying)
7. "통증이 시작된 다음 무슨 일이 일어났나요?"	g. 일상대화로 시작(general opening)
8. "지금 병원에 계시다는 사실을 기억하세요."	h. 반영(reflection)

4. 대상자가 다음과 같은 말을 한다면 간호사는 어떻게 반응해야 하는가?

a. "간호사 선생님, 가슴이 아파요."

____

b. "수술받기가 몹시 두려워요."

____

c. "간호사 선생님, 제가 죽게 되나요?"

____

d. "간호사 선생님, 제가 암에 걸렸나요?"

____

e. "밤번 간호사는 진통제를 주지 않고 밤새 기다리게 했어요."

____

5. 다음 질문/진술문은 의사소통 시 흔히 범하는 오류들이다. 의사소통 문제를 확인한 다음 질문/진술문을 올바르게 재진술하시오.

a. "통증이 팔을 따라 내려가나요?"

____

b. "제 생각에, OO님은 ~해야만 합니다."

____

c. “걱정마세요. 모든 게 잘 될 거예요.”

d. “복강경 난관절제술이 예정되어 있습니다.”

e. “내일이면 더 좋아질 거예요.”

f. “누가 병원으로 모시고 왔나요? 그리고 무엇이 문제라 생각하세요?”

g. “제게 화풀이하지 마세요!” (“이렇게 오래 기다려야 하다니 믿을 수가 없군, 이 병원은 최악이야!” 라고 말하는 대상자에 대한 반응)

h. “걱정마세요. 이제 수술에 대해 말씀드릴게요.” (“제가 암이라고 생각하세요?”라고 말하는 대상자에 대한 반응)

i. “OO님 정도면 이것을 이해하실 것이라 확신합니다.” (수술이 예정된 화학 박사학위를 가진 대상자에 대한 반응)

j. “그 문제는 주치의와 말씀하시는 게 좋을 것 같아요. 이제 OO님의 당뇨병에 대해 이야기해 봅시다.” (“저는 실제 성생활에 문제가 있어요.”라고 말하는 대상자에 대한 반응)

k. “무슨 일이세요?” 약을 드시지 않으면 죽게 될 거예요.” (수술 후 처방한 약을 복용하지 않는 대상자에 대한 반응)

6. 78세 남성 대상자가 흉통으로 응급실을 방문했다. 주관적 자료와 객관적 자료는 다음과 같다. 대상자는 "가슴이 아파 죽겠어요. 무거운 기계가 짓누르고 있는 것 같아요." 라고 말한다. 통증 강도는 10/10, 호흡곤란, 혈압 170/110mmHg, 맥박 118회/분, 불규칙적, 호흡 32회/분, 체온 37.6℃, 산소포화도 실온에서 90%, 대상자는 땀을 흘리고 피부는 창백하며 축축함. 심장모니터상 가끔씩 조기심실수축 동반한 동성빈맥 보임. 심전도, 흉부 X선, 심장효소검사 시행함. 비강캐뉼라 통해 산소 3L/분 투여, 정맥 내로 니트로글리세린 투여 시작하였고, 투여 시작한 지 30분 후 흉통은 8/10으로 감소함. 혈압 160/100mmHg, 맥박 110회/분, 호흡 28회/분, 산소 3L/분 투여하면서 산소포화도 93%, 과거 의무기록에서 고혈압 병력 확인함

이상 주어진 자료를 이용하여 다음을 확인하시오.

a. 1차 자료 출처: ______________________

b. 2차 자료 출처: ______________________

c. 주관적 자료:

____

____

d. 객관적 자료:

____

____

7. 6번 질문에 제시된 자료를 SOAPIE 양식을 이용하여 기록하시오.

S: ______________________

O: ______________________

A: ______________________

P: ______________________

I: ______________________

E: ______________________

8. 6번 질문에 제시된 자료를 DAR 양식을 이용하여 기록하시오.

D: ______________________

A: ______________________

R: ______________________

9. 6번 질문에 제시된 자료를 PIE 양식을 이용하여 기록하시오.

P: ______________________________

I: ______________________________

E: ______________________________

10. 다음 기록에서 잘못된 것은 무엇인가?

- 50세 K씨
- 과거력: 아동기 질환 없음. 예방접종 시행
- 계통별 문진: 특이사항 없음
- 심리사회적 정보: 사회생활에 필요하므로 술을 마심. 가끔씩 흡연

____

11. 보기를 참고하여 다음 문제의 우선순위를 정하시오.
(보기: 1=생존 위협 2=급함 3=기다릴 수 있음)

- 혈압 60/40mmHg ______________________________
- 호흡곤란, 산소포화도 88%(실온에서) ______________________________
- 배고프고 목마름 ______________________________
- 불안 ______________________________
- 체온 39.5℃ ______________________________

Chapter 2

건강력
The Health History

이름 : ______________ 날짜 : ______________

과목명 : ______________ 지도교수 : ______________

1. 아래 자료는 건강력의 어느 부분에 해당하는가?

a. 주소 ______________

b. 연락처 ______________

c. 유전적인 문제 ______________

d. 주호소 ______________

e. 건강보험 ______________

f. 수면과 휴식 양상 ______________

g. 예방접종 ______________

h. 운동 양상 ______________

i. 초경, 최종 월경기(LMP) ______________

j. 입원력 ______________

k. 유방자가검진, 유방 몽우리 ______________

l. 아동기 질병 ______________

m. 증상 분석 ______________

n. 여가활동/취미 ______________

o. 고환자가검진과 전립선 검사 ______________

p. 생년월일 ______________

q. 배변 습관과 완하제 사용 ______________

r. 결혼 상태 ______________

s. 영양 양상 ______________

t. 전반적 건강 ______________

u. 역할과 관계 ______________________________

v. 안경 착용 여부, 마지막 안검사 ______________________________

w. 종교 ______________________________

x. 약물과 알코올 섭취 ______________________________

y. 마지막 흉부 X선, 결핵검사(PPD) ______________________________

2. 왼쪽에 열거된 발달이론가가 개발한 이론을 오른쪽에서 고르시오.

이론가	이론
1. Freud	a. 개인의 도덕 발달
2. Kohlberg	b. 개인의 인지 발달
3. Piaget	c. 개인의 사회심리 발달
4. Erikson	d. 가족발달
5. Maslow	e. 개인의 성심리 발달
6. Butler	f. 노인기 활동
7. Havighurst	g. 자아실현 욕구
8. Duval	h. 노인과 인생회고

3. 가계도(genogram)를 그리거나 열거함으로써 가족력을 기록할 수 있다. 자신의 가족력을 가계도로 기록하시오.

Chapter 3

신체사정 접근법

Approach to the Physical Assessment

이름 : ______________________ 날짜 : ______________

과목명 : ______________________ 지도교수 : ______________

1. 왼쪽에 열거된 기구의 용도를 오른쪽에서 고르시오.

기구	용도
1. 직장 체온계	a. 고음 탐지에 최적
2. 청진기의 벨 부분	b. 태아심음 탐지
3. 청진기의 막 부분	c. 먼 거리 시력 검사
4. 도플러(Doppler)	d. 가장 정확한 체온 측정에 사용
5. 스넬렌 시력표	e. 저음 탐지에 최적
6. 검안경의 작은 흰 전구	f. 체지방 측정
7. 투과조명기	g. 관절 각도 측정
8. 음차	h. 온도감 검사
9. 삼두근 두께 측정기	i. 심부건반사 검사
10. 시험관	j. 천문(fontanel)과 구멍(sinuses)을 보는 데 사용
11. 망치	k. 확장되지 않은 눈(undilated eye) 사정
12. 각도계	l. 진동감과 청력 사정

2. 다음에 열거된 사정 소견을 확인하는 데 적합한 사정기법은?

a. 거대장기(organomegaly) ______________________

b. 불량한 피부 탄력 ______________________

c. 공명(resonance) ______________________

d. 피부색 변화 ______________________

e. 제1심음과 제2심음 ______________________

f. 피부결 ______________________

g. 태아 위치 ______

h. 부유 슬개골(floating knee cap) ______

i. 신장 압통(kidney tenderness) ______

j. 심부건반사 ______

k. 잡음(bruit) ______

l. 떨림(thrill) ______

3. 다음 소견을 탐지하는 데 가장 좋은 손의 부위는?

a. 진동 ______

b. 온도 ______

c. 박동 ______

4. 간호사가 부부를 사정하고 있다. 부인은 70세로 체중이 50kg이고 남편은 72세로 체중이 110kg이다. 이들의 호흡음은 정상이나 부인의 호흡음은 남편에 비해 더 크고, 남편의 호흡음은 부드럽고 작게 들린다. 이러한 차이를 어떻게 설명할 것인가?

______

______

5. 다음 연령군에 적합한 신체사정 방법을 기록하시오.

영유아: ______

학령전기 아동: ______

청소년: ______

임부: ______

노인: ______

6. 검진자는 신체 장기를 사정할 때 장기에 따라 서로 다른 체위를 취한다. 다음에 열거된 검사를 하기 위해 적절한 체위는?

a. 골반 검사 ______

b. 전립선 검사 ______

c. 복부 검사 ______

d. 척추 검사 ______

e. 호흡기 검사 ______

f. 심장 검사 ______

g. 직장 검사 ______

7. 정확한 혈압을 측정하는 데 영향을 미치는 요인은 여러 가지가 있다. 다음과 같은 상황에서는 혈압이 실제보다 높게 측정될 것인지, 낮게 측정될 것인지 기록하시오.

a. 커프가 너무 작다. ____________________

b. 커프가 너무 느슨하다. ____________________

c. 커프가 너무 크다. ____________________

d. 팔이 심장 위치보다 높다. ____________________

e. 팔의 근육이 수축되었다. ____________________

8. 양쪽 팔 모두 혈압을 측정하는 데 사용할 수 있다. 팔을 사용해서는 안 되는 경우를 4가지 열거하시오.

____

____

9. 특정 신체계통을 사정하면서 관련된 모든 계통을 정밀하게 검사해야 하는 중요성을 설명하시오.

____

____

Chapter 4

통증 사정
Assessing Pain

이름 : ________________________ 날짜 : ____________

과목명 : ____________________ 지도교수 : ________________

1. 다음에 열거된 통증에 대한 진술 중 맞는 것을 고르시오.

a. 신체적 징후가 있어야 통증이 있다고 할 수 있다. ____________________

b. 가장 정확한 통증 지표는 자가보고이다. ____________________

c. 진통제의 장기 사용은 중독을 유발한다. ____________________

d. 노인이 되면 통증감이 감소한다. ____________________

e. 비암성 통증도 암성 통증만큼 심각할 수 있다. ____________________

f. 영유아는 통증 지각 정도가 낮다. ____________________

2. 다음은 유해한 자극을 열거한 것이다. 자극 유형이 기계적인지, 화학적인지, 열에 의한 것인지 확인하시오.

a. 외과적 절개 ____________________

b. 동상 ____________________

c. 협심증(angina) ____________________

d. 복부 종양 ____________________

e. 발목 염좌 ____________________

f. 일광화상(sunburn) ____________________

3. 통증은 본래 위치에서 다른 곳으로 전이될 수 있다. 왼쪽에 열거된 질병에서 발생한 통증이 전이될 수 있는 위치를 오른쪽에서 고르시오.

질병	**통증 전이 위치**
1. 충수돌기염	a. 흉부
2. 담낭염	b. 배꼽
3. 협심증	c. 우측 견갑골(right scapula)
4. 위식도역류질환(GERD)	d. 등
5. 비뇨기 감염(UTI)	e. 턱

4. 대상자가 말하는 통증의 특징은 흔히 통증의 종류를 확인하는 데 도움이 된다. 왼쪽에 열거된 통증의 특징과 어울리는 통증의 종류를 오른쪽에서 고르시오.

통증의 특징	**통증의 종류**
1. 날카로움(sharp)	a. 심부의 체성 통증(deep somatic pain)
2. 둔함(dull)	b. 신경병증성 통증(neuropathic pain)
3. 경련성(cramping)	c. 표재성 체성 통증(superficial somatic pain)
4. 쇼크받은 것 같음(shocklike)	d. 내장성 통증(visceral pain)

5. 45세 여성이 편두통을 호소하며 내원하였다. 통증 사정을 위한 증상 분석을 위해 간호사가 해야 할 질문은?

P: ______________________________

Q: ______________________________

R: ______________________________

S: ______________________________

T: ______________________________

6. 다음 대상자에게 적합한 통증 척도를 선택하시오.

a. 포경 수술을 받고 있는 신생아 ______________________________

b. 편도절제술이 예정된 학령전 아동 ______________________________

c. 사랑니를 뽑을 예정인 20세 청년 ______________________________

d. 고관절이 골절된 의식이 혼미한 노인 ______________________________

Chapter 5

정신건강 사정 접근법

Approach to the Mental Health Assessment

이름 : ______________________ 날짜 : ______________

과목명 : ______________________ 지도교수 : ______________

1. 다음에 진술된 내용이 섬망, 우울, 치매 중 어느 것에 대한 내용인지 고르시오.

a. 정신상태의 비가역적 변화 ______________________

b. 정신상태의 갑작스러운 변화 ______________________

c. 아침에 행동이 더 나빠짐 ______________________

d. 진행성 질환 ______________________

e. 단기 기억과 장기 기억 장애 ______________________

2. 70세 K씨는 최근에 남편과 사별했다. 간호사는 우울의 위험요인을 추가 사정하고 있다. 노인의 우울 위험요인 5가지를 열거하시오.

a. ______________________

b. ______________________

c. ______________________

d. ______________________

e. ______________________

3. K씨가 우울하다는 것을 의심할 수 있는 신체적 소견 3가지를 열거하시오.

a. ______________________

b. ______________________

c. ______________________

4. K씨는 앞으로 어떻게 살아가야 할지 모르겠다고 간호사에게 말하였다. K씨의 자살시도가 의심될 경우 사정이 필요한 영역은 무엇인가? K씨에게 질문할 내용 5가지를 열거하시오.

a. ______________________

b. ______________________

c. ____________________

d. ____________________

e. ____________________

5. 남편이 사망한 것은 K씨에게 상황적 위기이다. 간호사는 위기 사정을 실시해야 한다. 집중적으로 초점을 맞추어 사정할 필요가 있는 영역 3가지를 열거하고 질문 내용을 서술하시오.

a. ____________________

b. ____________________

c. ____________________

6. 29세의 S씨가 분만 후 6주차 검진을 위해 내원하였다. S씨는 최근 매우 피곤하고 기분이 가라앉는다고 말하였다. 간호사는 분만 후 우울에 대해 설명하고자 한다. S씨가 분만 후 우울에 처할 수 있는 위험요인 5가지를 열거하시오.

a. ____________________

b. ____________________

c. ____________________

d. ____________________

e. ____________________

7. 왼쪽에 열거된 질병에 대한 적절한 정의를 오른쪽에서 고르시오.

질병	정의
1. 구체적 사고(concrete thinking)	a. 단어의 반복
2. 우원증(circumstantiality)	b. 한 주제에서 다른 주제로 뛰어 넘음
3. 말비빔(word salad)	c. 현실의 외적 자극을 잘못 해석함
4. 사고이탈(tangentiality)	d. 요약 능력 없음
5. 음향 연상(clang association)	e. 주제에서 벗어나 요점을 찾지 못함
6. 반향어(echolalia)	f. 잘못된 신념
7. 사고의 비약(flight of ideas)	g. 잘못된 감각 지각
8. 착각(illusion)	h. 의미 없는 단어 조합
9. 망상(delusion)	i. 관련성 없는 내용을 과다하게 상세히 묘사함
10. 환상(hallucination)	j. 단어들을 소리로 연상함

8. 한 대상자가 음주운전 사고로 응급실을 내원하였다. 경찰은 이번이 두 번째 음주사고라고 말하였다. 응급실 간호사가 CAGE 질문지를 이용하여 알코올중독을 사정할 때 포함해야 할 질문을 서술하시오.

C ____________________

A ____________________

G ____________________

E ____________________

Chapter 6

대상자 교육

Teaching the Patient

이름 : ______________________ 날짜 : ______________

과목명 : __________________ 지도교수 : ______________

1. 대상자의 학습요구를 확인하고 교육계획을 수립하기 위해 이용해야 하는 건강력 자료는 무엇인가?

____

____

2. 대상자의 학습요구를 확인하고 교육계획을 수립하기 위해 이용해야 하는 신체사정 자료는 무엇인가?

____

____

3. 50세 H씨는 이혼한 상태로 결혼한 25세 아들과 대학에 입학할 18세 딸이 있다. H씨는 본인 소유의 집이 있으며 저소득층이 이웃에 있는 도시에 살고 있다. H씨는 낮에만 하루 10시간씩 주 4일 근무하는 정규직 트럭 운전사이다. 그녀는 직장 건강보험이 있으나 딸을 위한 보험은 가입하지 않았다. 아들이 H씨를 출퇴근시키기 때문에 가족 공용 차는 딸이 사용하고 있다.

   H씨는 키가 150cm, 체중이 100kg이며, 고혈압과 인슐린비의존당뇨병(non-insulin-dependent diabetes mellitus, NIDDM)으로 진단받았다. 직장 규율에 따라 그녀는 점심시간 45분, 매 90분마다 10분간 휴식을 취하고 있다. H씨는 제 시간에 물건을 배달해야 한다는 중압감 때문에 스트레스를 많이 받고 있으며, 흔히 아침을 거르고 점심은 패스트푸드로 때운다고 말하였다. 그녀는 또한 업무와 수면에 방해될까봐 이뇨제는 복용하기 싫다고 하였으며, 당뇨약도 가끔 먹는 것을 잊어버린다고 말하였다. 그녀는 매일 아침 집에서 혈당계로 혈당검사를 해야 하지만 일이 없는 날에만 검사를 한다고 하였다.

   오늘 H씨는 요통과 배뇨 시 타는 듯한 통증을 느꼈다고 호소하였다. 그녀의 활력징후는 체온 37.2℃, 맥박 88회/분, 호흡 20회/분, 혈압 180/100mmHg이며, 혈당은 160mg/dL이다. H씨는 사정하는 동안 간호사의 질문에 답하며 농담도 하고 옛날이야기도 하였다. 그녀는 스스로 비뇨기 감염에 걸렸다고 생각하고 있으며, 직장에 복귀하기 위해서는 항생제가 필요하다고 말하고 있다. 그녀는 병가를 모아야 다음 달에 태어날 손주를 돌볼 수 있기 때문에 결근을 원치 않고 있다.

   주어진 정보를 이용하여 H씨에게 교육이 필요한 3가지 영역을 확인하시오.

____

____

4. 교육계획을 수립할 때 유용한 H씨의 강점을 확인하시오.

5. 다음의 간호진단에 대한 근거자료를 제시하시오.

a. 치료처방의 비효과적 관리 r/t 당뇨병과 고혈압에 대한 지식 부족(합병증 관리 및 증상/징후)

b. 당뇨병과 고혈압 관리에 대한 지식 부족

6. H씨의 건강문제를 관리하기 위한 교육계획을 수립할 때 계획을 성공적으로 수행하기 위해 간호사가 고려해야 할 핵심 영역은 무엇인가?

Chapter 7

안녕상태 사정
Assessing Wellness

이름 : ______________________ 날짜 : ______________

과목명 : ______________________ 지도교수 : ______________

1. 대상자의 건강행위에 영향을 미치는 요인은 지지, 심리상태, 의료접근을 포함하여 많은 요인이 있다. 대상자를 지지해 줄 수 있는 사람은 누구인가? 대상자의 심리상태는 그의 건강행위에 어떻게 영향을 미치는가? 의료접근을 방해하는 것은 무엇인가?

____

____

2. 건강 및 안녕과 관련하여 스스로의 강점과 약점은 무엇인가? 자가평가를 실시하시오.

____

____

3. 수면은 많은 요인에 의해 영향을 받을 수 있다. 아래 열거한 요인들은 수면에 어떻게 영향을 미치는가?

- 운동 ______________________________
- 흡연 ______________________________
- 카페인 ______________________________
- 음주 ______________________________
- 체중 ______________________________
- 식사 ______________________________
- 스트레스 ______________________________
- 특정 의학적 문제들 ______________________________

  ____

4. 왼쪽에 열거한 대상자에게 적합한 수면 양상을 오른쪽에서 고르시오.

대상자	수면 양상
1. 영아	a. 9~10 시간/일
2. 유아/학령전기 아동	b. 6~8시간/일
3. 학령기 아동	c. 20시간/일
4. 청소년	d. 6~8시간/일(나누어서)
5. 성인	e. 10~12시간/일(낮잠 포함)
6. 노인	f. 7.5시간/일(늦게 자고 늦게 일어남)

5. 75세의 B씨는 최근에 운동을 시작했다. B씨의 심폐기능에 적합한 최대심박수와 최소심박수, 이상적 심박수를 계산하시오(220－연령×60~80%).

____

6. 아래 연령군에서 전형적인 스트레스원은 무엇인가?

- 영아 ______________________________
- 유아 ______________________________
- 학령기 아동 ______________________________
- 청소년 ______________________________
- 성년 ______________________________
- 중년 ______________________________
- 노인 ______________________________

7. 아래 연령군에서 사정할 수 있는 손상 또는 건강문제의 유형은 무엇인가?

- 영아 ______________________________
- 학령전기/학령기 아동 ______________________________
- 청소년 ______________________________
- 성년/중년 ______________________________
- 노인 ______________________________

Chapter 8

영양 사정
Assessing Nutrition

이름 : ______________________ 날짜 : ______________

과목명 : ______________________ 지도교수 : ______________

1. 왼쪽에 열거된 영양소에 대한 설명을 오른쪽에서 고르시오.

영양소	**설명**
1. 탄수화물	a. 기본 구성요소
2. 단백질	b. 체중의 60%
3. 지방	c. 주 에너지원
4. 물	d. 콜레스테롤을 낮추어 심장질환 예방
5. 고밀도지단백(HDLs)	e. g당 9cal 제공
6. 저밀도지단백(LDLs)	f. 효소 반응에 주요 역할
7. 비타민	g. 콜레스테롤을 높여 심장질환 유발

2. 수용성 비타민과 지용성 비타민의 차이는 무엇인가?

____

3. 아래 열거된 비타민의 종류(수용성, 지용성)를 확인하시오.

- A ______________________
- B ______________________
- C ______________________
- D ______________________
- E ______________________
- K ______________________

4. 식품 요구량은 대상자의 연령에 따라 다르다. 아래 연령군 각각에 대해 식품 요구량을 제시하고 그 이유를 서술하시오.

- 영아/유아 ____________________
- 학령전기 아동 ____________________
- 학령기 아동 ____________________
- 청소년 ____________________
- 임부 ____________________
- 노인 ____________________

5. 자신의 식습관을 24시간 회고하고 식품 분류 피라미드(food pyramid)에 따라 자신의 식사를 평가하시오. 그리고 결핍된 영양소를 확인하시오.

____

6. 자신의 체질량지수(BMI)를 계산하시오.

____

이름 : ______________________ 날짜 : ______________

과목명 : ______________________ 지도교수 : ______________

사례연구: K씨

5개월 전 중국에서 이민 온 73세 K씨는 48세 딸과 사위, 3명의 10대 손주와 함께 살고 있다. 그의 딸은 25년 전 한국으로 시집와 국제은행에서 일하고 있고 남편은 회계사이다. K씨의 딸은 K씨에게 의사의 진찰을 받게 하였다. 딸은 K씨가 중국에 있을 때 전립선 문제로 치료를 받았으며 이민 온 이후 체중이 감소한 이유가 암 때문이라 생각하고 염려하고 있다.

건강력

주호소:

아버지의 체중 감소가 전립선암 때문이라 생각되어 걱정하고 있다고 딸이 말함

증상 분석:

P–식욕 감소. 대상자는 딸이 중국 음식으로 바꿔준 후 이전보다 잘 먹고 있음

Q–해당 없음

R–해당 없음

S–지난 4~5개월 사이 체중이 14kg 감소(평소 체중 79kg). 경한 정도의 피로. 구토, 설사, 복통, 배뇨곤란, 야뇨증, 긴박뇨, 빈뇨, 지연뇨, 소변이 뚝뚝 떨어짐, 실금 등은 없다고 함

T–체중 감소는 이민온 후 서서히 진행됨

현재 건강상태:

- 체중은 지난 4~5개월에 걸쳐 79kg에서 65kg으로 서서히 감소
- 대상자는 체중감소의 원인이 이민온 후 식사가 맞지 않아 섭취량이 감소하였기 때문이라 믿고 있으나 암일 가능성에 대해서도 염려하고 있음

과거력:

- 전반적으로 건강은 매우 좋았다고 함. 영아기 때부터 유당불내증(lactose intolerance)이 있었으며, 가끔 감기는 앓았으나 일을 못할 정도의 질병을 앓은 적은 없음
- 10세 때 충수돌기절제술, 17세때 축구하면서 각막 마모(abrasion), 21세 때 탈장교정술
- 21세 이후 가장 의미 있는 건강문제는 3년 전의 전립선 문제임. 하복부 통증을 동반한 소량의 소변과 함께 배뇨곤란, 빈뇨/긴박뇨 있었으나 항생제로 치료한 이후 문제 없었음
- 예방접종은 모두 맞음. 이민온 후 필요한 추가 예방접종은 없음

가족력:

- 어머니는 52세에 유방암으로 사망
- 아버지는 82세에 심장질환으로 사망(심장발작은 아니라 함)
- 형은 78세로 고혈압과 녹내장 있음
- 여동생은 69세로 건강하게 잘 살고 있음
- 조부모는 노환으로 사망

계통별 문진:

- 전반적 건강 조사: 지난 몇 달간 피로 증가
- 피부: 평소보다 건조. 기후와 물 탓이라 함
- 머리 눈 귀 코 목: 50세부터 글을 읽을 때 안경을 씀
- 심혈관계: 문제없다 함
- 위장관계: 유당불내증. 유제품은 피하고 콩제품 이용. 매일 부드러운 황색의 변 봄. 출혈 없음
- 비뇨생식기계: 문제없다고 함. 하루 4번 노란색의 농축된 소변 봄
- 근골격계: 최근 피로해서 신체활동(걷기, 잔디깍기)에 잘 견디지 못함

- 신경계: 문제없다 함
- 림프계: 가끔 감기는 걸렸으나 이민온 후 아프거나 감기 걸린 적 없음. 60세 이후 매년 독감 예방접종하고 있음

심리사회적 정보:

- 자가간호 활동: 완전 자가간호 할 수 있음. 딸이 식사와 빨래는 해줌
- 활동/운동 양상: 독서, 박물관 방문, 최근 경로당 가입, 카드놀이, 영화관 가기, 정원 가꾸기를 즐김
- 영양 양상: 하루 3끼 식사함. 24시간 회고: 아침-240cc 오렌지주스, 떡 1개, 차. 점심-브로콜리 찜을 곁들인 밥 한 공기, 차. 저녁-밥 한 공기, 1.4컵의 다진 닭, 1/2컵 오렌지 샤베트. 가족은 닭 튀김, 다진 감자, 롤빵, 브로콜리 찜요리, 후식으로 초콜릿 파이 먹음. 대상자는 이런 전형적인 서양식에 대해 불평함. 딸이 주로 식사를 계획하고 식사준비에 많은 시간 소요함. 아버지를 위해 중국 음식을 만들긴 하나 주로 가족을 위해 서양식으로 조리. 유당불내증-가스/복부팽만 유발. 다른 식품에 대한 불내증/알레르기 없음
- 수면/휴식 양상: 처음 이민온 후 2주 동안은 시차 때문에 수면에 문제 있었으나 현재는 문제없음. 침실은 소음과 방해요인이 제거되었고 밤 10시에서 아침 5시 30분~6시까지 깨지 않고 잠. 잘 잤다고 느낌.
- 개인 습관: 젊은 시절부터 10년간 흡연(현재는 건강 이유로 금연). 특별한 날에는 종종 포도주 마심; 중국에 있을 때 맥주를 마셨으나 현재는 마시지 않음
- 직업적 건강 양상: 은퇴한 화학 엔지니어로 연금 받고 있음
- 환경적 건강 양상: 가족은 부유한 이웃과 살고 있음(5개의 침실이 있는 크고 새로 지은 2층집). 대상자는 안전하다고 느낌.
- 역할/관계: 부인은 11년 전 사망. 3명의 자녀(2남 1녀). 딸의 요구로 이민 옴. 사위를 좋아하고 손자는 철이 없으나 자랑스럽다 함. 1주에 한번 경로당 모임에 나가나 가족과 시간 보내기 좋아함. 손자는 기꺼이 그와 함께 영화를 보고 박물관에 가고, 쇼핑을 하며 시간 보냄
- 스트레스/대응: 손자가 부모와 다툴 때를 제외하곤 스트레스 없다 함. 약물을 복용하고 이완을 위해 차를 마심. 정원 가꾸기에 책임감을 갖고 있으며 특히 심신 이완에 좋다 함

7. 이상 수집된 K씨의 정보에 근거할 때 K씨의 체중 감소는 전립선 문제와 관련이 있다고 생각하는가? 체중 감소의 원인으로 의심되는 것은 무엇인가?

___

8. 식품 분류 피라미드에 따라 K씨의 식사를 평가하시오. 결핍된 것이 있는가? 있다면 무엇인가?

___

9. 전립선암의 가능성을 제외하고 K씨의 피로 증가를 설명할 수 있는 다른 요인은 무엇인가?

___

신체사정

- 전반적 외양: 아시아 남성. 민첩하고 질문에 집중 잘하며 예의있고 적절하게 상호작용함
- 활력징후: 체온 37℃, 맥박 99회/분, 호흡 20회/분, 혈압 102/60mmHg, 체중 66kg, 키 171cm
- 피부: 따뜻하고 건조. 얇은 편
- 머리 눈 귀 코 목:
  - 머리: 정상 크기로 정중앙 가르마. 두피는 건조하고 얇음
  - 눈: 동공크기 동일. 빛에 반응. 대광반사 동일. 모든 시야에서 물체를 따라 감. 공막 흰색. 결막은 창백
  - 귀: 고막은 진주빛 회색. 정상적인 빛 반사. 정상적인 가동성
  - 코: 정중선. 비중격 굴곡 없음. 막은 창백하고 축축함
  - 구강/인후: 치아 상태 온전하고 잘 치료됨. 혀 정중선. 구역반사 온전함. 인후는 삼출물이나 홍반 없이 분홍색
  - 목: 림프절 질환 없음
- 호흡기계: 호흡 시 힘들어하지 않음. 호흡음은 양측이 동일. 청진 시 깨끗함
- 심혈관계: 눈에 보이는 전흉부(precordial) 움직임 없음. 심첨맥박(point of maximal impulse)은 보이지 않으나 제5늑간공간에 있는 정중쇄골선에서 만져짐. 수축기 잡음이 2/6 등급이나 동성리듬(sinus rhythm)은 정상
- 위장관계: 장음은 약간 감소하긴 했으나 규칙적으로 들림. 촉진 시 통증 없음. 만져지는 덩어리 없음
- 비뇨생식기계: 남성 생식기 정상
- 근골격계: 상지와 하지의 최소 근육저항 +4/5. 수동적 관절가동범위(ROM) 최대. 하지는 대칭적, 관절은 부종/염증 없음
- 신경계: 뇌신경 온전함. 심부 건반사 전체적으로 동일하게 +2
- 혈액계: Hct 38, Hgb 13.0

10. K씨의 딸은 전립선암의 가능성을 걱정하고 있다. 이와 관련하여 추가 사정으로 확인해야 할 것은 무엇인가?

____

11. 체중 감소와 피로를 제외하고 K씨가 전립선암이라고 예측할 수 있는 추가 소견은 무엇인가?

____

12. K씨의 영양결핍은 빈혈을 초래할 수 있다. 빈혈을 암시하는 사정 소견은 무엇인가?

____

13. K씨의 체중 변화 비율과 BMI를 계산하시오. 계산된 수치의 의미를 해석하시오.

____

14. 다음의 간호진단에 대한 근거 자료를 제시하시오.

a. 신체요구량보다 적은 영양 불균형

____

____

b. 체액부족 r/t 구강섭취 감소

c. 피로 r/t 영양결핍

15. K씨에게 추가할 수 있는 간호진단을 확인하시오.

Chapter 9

영성 사정
Spiritual Assessment

이름 : ______________________ 날짜 : ______________

과목명 : ______________________ 지도교수 : ______________

1. 영성을 사정할 때 대상자의 행동, 의사소통, 관계, 환경에 초점을 맞춘다. 다음 4가지 영역 각각에 대한 영성 사정 자료를 열거하시오.
   - 행동(behavior) ______________________
   - 의사소통(communication) ______________________
   - 관계(relationships) ______________________
   - 환경(environment) ______________________

2. 대상자의 영성 또는 종교 신념에 영향을 미칠 수 있는 6가지 건강관리 영역을 열거하시오.

____

3. 유대교는 건강습관에 어떻게 영향을 미치는가?

____

4. 천주교는 건강습관에 어떻게 영향을 미치는가?

____

5. 이슬람교는 건강습관에 어떻게 영향을 미치는가?

____

6. 힌두교는 건강습관에 어떻게 영향을 미치는가?

____

7. 신흥 종교는 건강습관에 어떻게 영향을 미치는가?

____

이름 : ______________________ 날짜 : ______________

과목명 : ______________________ 지도교수 : ______________

사례연구: N씨

38세의 N씨는 자궁암으로 수술받고 퇴원한 후 지역사회 보건간호사에게 추후관리를 받고 있다. N씨는 병원을 찾기 전 여러 달 동안 암과 관련된 증상을 경험했다. 그녀의 가족은 대부분의 질병을 성직자와 상담해 왔다. 성직자는 질병을 현대 의학의 과학적 측면보다는 종교적 맥락에서 바라보았다.

그녀는 영양 상담을 받았으나 치유에 도움이 되는 중요한 음식을 먹지 않았다. N씨는 "나는 벌을 받아 아프게 되었다. 나는 고통받아 마땅하다"라고 말하고 있다.

건강력

개인력:

- 38세 기혼 여성, 네 자녀를 둠(4, 7, 15, 17세)
- 20세에 결혼. 남편은 시청에서 관리감독자로 근무함
- 농촌에서 태어남
- 12년 전 남편과 함께 서울로 이사
- 남편의 건강보험에 올려져 있음

현재 건강상태:

- 최근에 자궁암 수술 받음
- 수술 후 6주째에 시작하는 방사선 치료가 예정되어 있음
- 피로를 쉽게 느끼며 집안일을 마치기가 어렵다 함

과거력:

- 5회 임신, 4회 출산(1회 사산)
- 5년 전 요리하다 끓는 물을 엎질러 하지 화상으로 입원한 적 있음

심리사회적 정보:

- 일상생활: 6시에 일어나 아침 식사를 준비하고 남편 도시락을 쌈. 아이들을 깨워 아침을 먹이고 도시락을 싸서 학교에 보냄. 3명의 자녀가 학교 간 후 커피를 마시고 침상을 정리하고 설거지와 집안 청소를 함. 최근 들어 일하면서 자주 휴식이 필요함. 큰 아이가 작은 아이를 도와 줌. 대상자는 네 살 된 막내 아이를 돌보는 것도 힘들어함
- 활동/운동 양상: 대상자는 낮 동안 누워 있으려 하나 막내 때문에 누워 있기 어려움. 3층집의 계단을 오르는 것이 그가 견뎌낼 수 있는 운동의 전부임

영성 사정

비언어적

- 간호사가 가정방문했을 때 대상자는 질문하지 않는 한 거의 말하지 않음
- 대상자는 불안해 보이며, 거실을 걸어다니고 손을 비틈

언어적

- 대상자는 자신의 질병이 죄에 대한 신의 벌이라고 믿고 있음
- 사산된 아이(살아 있으면 현재 12세)도 또 다른 벌이라고 말함

역할/관계

- 남편의 사랑이 자신을 지탱하는 힘이라고 말함
- 거실에 가족사진이 많음
- 자녀의 미래에 대해 걱정하며 그들의 학업성취에 자랑스러워 함

환경

- 집안의 문마다 십자가상이 걸려 있음
- 작은 앞마당의 쉼터에 작은 마리아상 있음
- 가정방문하는 동안 대상자는 묵주를 손으로 만지고 있음

추가 질문/답변

- 지지해 주는 사람은 누구인가? "가족이 내게 살아갈 힘을 준다. 그들이 없다면 내가 어찌 되었을지 알 수 없다."
- 가족 이외에 다른 지지자가 있는가? "미사에 참석한 후로 더 나아진 느낌이 들고 삶을 받아들일 수 있게 되었다. 신부님이 나를 도와준다."
- 삶이 주는 의미는 무엇인가? "내 가족을 위해 요리를 하고 집을 깨끗하게 유지할 수 있는 것. 아이들에게 좋은 부모가 되어 주고 남편에게 좋은 아내가 되어 주는 것."
- 아프면서 그런 일들은 어떻게 변했나? "요리하고 청소하기가 더 힘들어졌다. 큰 아이가 도와주나 나는 아이들이 학교생활을 잘 하기 원한다. 이런 상황에서 아이들에게 좋은 엄마가 되기는 힘들다. 아주 많은 유혹이 있다."

8. 검진자가 알고 있어야 할 N씨의 종교적/영적 관심은 무엇인가?

____

____

9. 검진자가 알고 있어야 할 N씨의 문화적 관심은 무엇인가?

____

____

10. N씨가 가진 영적 요구는 무엇인가?

____

____

Chapter 10

피부계 사정

Assessing the Integumentary System

이름 : ______________________ 날짜 : ______________

과목명 : ______________________ 지도교수 : ______________

1. 해부와 생리: 다음 그림의 구조에 명칭을 쓰시오.

- 각질층(stratum corneum)
- 투명층(stratum lucidum)
- 과립층(stratum granulosum)
- 배아층(stratum germinativum)
- 결합조직(connective tissue)
- 외분비한선(eccrine sweat gland)
- 동맥(artery)
- 정맥(vein)
- 지방조직(adipose tissue)
- 털세움근(arrector pili muscle)
- 털주머니(hair follicle)
- 아포크린한선(apocrine sweat gland)
- 진피(dermis)
- 피지선(sebaceous gland)
- 털줄기(hair shafts)
- 표피(epidermis)
- 피부밑조직(subcutaneous tissue)
- 바닥층(stratum basale)
- 가시층(stratum spinosum)

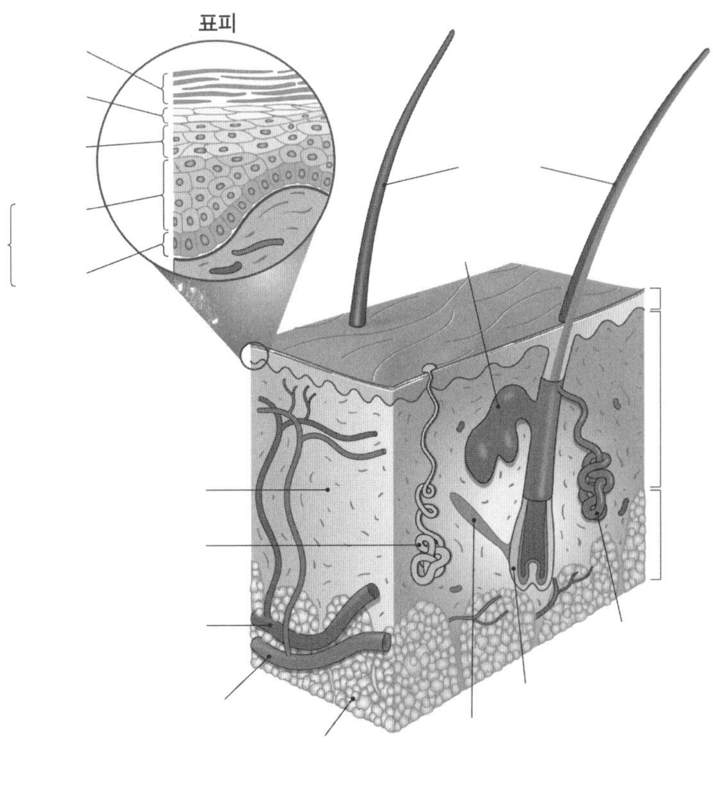

2. 구조에 따른 기능을 알맞게 연결하시오.

구조	기능
1. 표피(epidermis)	a. 손바닥과 발바닥에만 위치하는 죽은 세포로 구성된 반투명층. 일광으로 인한 화상 예방
2. 외분비한선(eccrine glands)	b. 세포의 재생산과 멜라닌 생산
3. 각질층(stratum corneum)	c. 피부의 외부 방어층
4. 아포크린한선(apocrine gland)	d. 죽은 세포를 대체할 세포를 지속적으로 재생산
5. 표피(dermis)	e. 피지를 생산하고, 피부와 털을 윤활시키며 보호함
6. 멜라닌(melanin)	f. 케라틴층으로, 수분의 출입을 방지함
7. 귀지선(ceruminous gland)	g. 피부에 힘과 탄력을 제공함
8. 피부밑층(subcutaneous layer	h. 외이도와 고막의 윤활
9. 털세움근(arrector pili muscles)	i. 각질의 형성이 시작되는 층
10. 손톱반월(lunula)	j. 색소침착 결정
11. 투명층(stratum lucidum)	k. 닭살을 돋게 함
12. 과립층(stratum granulosum)	l. 결합조직과 지방조직으로 구성
13. 바닥층(stratum basale)	m. 백색의 손발톱 근위부
14. 피지선(sebaceous glands)	n. 땀을 분비하여 체온조절을 도움
15. 배아층(stratum germinativum)	o. 겨드랑이와 생식기에 위치하며 페로몬을 분비함

3. J씨는 만성폐쇄성폐질환(COPD)이 급성으로 악화되어 병원에 내원하였다. 저산소증 사정시 중심성 청색증(central cyanosis)을 말초성 청색증(peripheral cyanosis)과 감별하기 위한 사정 방법은 무엇인가?

____

____

4. J씨는 곤봉형 손톱으로 사정되었다. 곤봉형 손톱의 특징은 무엇인가?

____

____

5. 75세 K씨는 팔에 위치한 병소에 대하여 피부암 검진을 받고자 건강검진센터를 방문하였다. 피부 병소 중 피부암을 판별하기 위하여 K씨에게 질문할 5가지 사정 내용은 무엇인가?

____

____

6. K씨의 팔에 위치한 병소를 시진한 후 형태를 기술하기 위해서 포함해야 할 특성을 최소 5가지 이상 쓰시오.

7. K씨의 연령을 고려하였을 때, 정상노화의 과정으로 사정할 수 있는 피부, 털과 손발톱의 변화는 무엇인가?

8. 노화에 따라 노인에게 관찰되는 4가지 일반적 피부 병소는 무엇인가?

9. 악성 피부 병소의 감별 기준이 되는 피부 병소의 특징 4가지는 무엇인가?

10. K씨의 피부 병소 외에 피부 사정에 포함해야 할 피부의 특성을 5가지 쓰시오.

11. 대상자의 피부색이 진한 경우 피부색의 변화를 사정하기 위한 방법은 무엇인가?

12. 머리카락이 점차 줄어든다고 호소하는 K씨의 과거력을 사정하기 위한 5가지 질문을 구성하시오.

13. 모든 계통은 서로 연관되어 있다. 피부계 사정 시 다른 계통과 관련된 검진소견(주관적 혹은 객관적)은 무엇인가?

이름 : ______________________ 날짜 : ______________

과목명 : ______________________ 지도교수 : ______________

사례연구: S씨

일상생활활동(activity of daily living)을 전적으로 의존해야 하는 86세 S씨는 딸과 함께 생활하고 있다. S씨는 주로 침대에 누워서 생활하는데 3일 전부터 의식의 혼돈, 안절부절못함과 함께 체온이 38.2℃로 상승되었다. S씨는 어제부터 무기력해지며 소변배출량이 거의 없어져서 딸에 의하여 응급실을 통해 입원하여 정맥 내로 항생제 투약을 받았다.

건강력(자료 출처: 딸)

현재 건강상태:

- 대상자는 점차적으로 나빠지는 상태임. 주변에서 어떤 일들이 일어나고 있는지에 대해 관심을 보이지 않으며 의식이 혼돈스러워 보임. 딸은 대상자의 낙상을 걱정하여 대상자를 침대에 머무르게 하고 침대 밖 활동은 권하지 않음
- 딸은 대상자의 좌우 발뒤꿈치와 엉덩이에서 붉은 부분을 확인하고, 순환을 촉진하기 위하여 마사지를 하고 있음

과거력:

- 대상자가 과거에 받은 주요 진단은 노인성 치매(senile dementia)임
- 최근 3년 동안 요로 감염(urinary tract infections)과 폐렴(pneumonia)으로 6회 병원에 입원하였음
- 최근에 입원하기 전까지, 대상자는 병원에 입원한 적이 없으며 딸은 합병증 없이 집에서 출산하였다고 함
- 알레르기 과거력은 없다고 함
- 습진(eczema), 건선(psoriasis), 지루(seborrhea) 또는 피부암(skin cancer)과 같은 특정 피부 질환의 과거력은 없다고 함
- 대상자가 집 밖으로 나가거나 다른 감염원에 직접 노출된 적이 없기 때문에, 딸은 대상자가 어떻게 아프게 되었는지를 궁금해함
- 폐렴백신을 3년 전에 접종하였으며 독감 예방주사는 매년 접종함
- 복용하는 약물은 없다고 함

가족력:

- 어떤 이유로 외조부모가 사망하였는지 딸은 확신할 수 없지만, 외조부모는 70대 사망 전까지 건강해 보였음
- 대상자는 세 명의 형제가 있었는데 81세 여자 형제 한 명만이 살아있음. 여자 형제는 유방암의 과거력이 있으나 그 외에는 건강해 보이며 독립적으로 생활하고 있음. 한 명의 남자 형제는 59세에 심장마비로 사망하였고, 다른 형제는 청소년기에 교통사고로 사망하였음
- 딸이 유일한 자녀이며, 고혈압(HTN)과 우울증이 있으나 둘 다 잘 조절되고 있음
- 대상자는 성장한 네 명의 손주가 있는데, 대상자가 거주하는 지역 밖에 살고 있으며 모두가 건강함

심리사회적 정보:

- 건강행위: 간병인의 도움을 받아 전신목욕 3회/주, 딸의 도움을 받아 격일로 부분목욕, 자가간호 활동은 못함
- 일상생활: 주로 침실에서 지냄. 딸이 오전 8시에 깨워서 기저귀를 교환하고 아침 영양공급을 제공함. 대상자는 하루 종일 낮잠을 자다가 깨기를 반복함. TV를 종종 틀어 놓고, 딸은 대상자가 거의 반응이 없지만 가족이나 최근 사건들을 대상자에게 이야기함
- 영양 양상: 하루에 세 번 영양공급을 함. 처방된 양만큼 공급됨. 이전에 대상자가 흡인성 폐렴(aspiration pneumonia)의 과거력이 있어서 딸은 대상자가 마시는 것을 권장하지 않음

- 활동/운동 양상: 딸은 하루에 2회 10분 동안 대상자의 팔과 다리의 관절운동범위(range of motion) 운동을 수행함
- 수면/휴식 양상: 일반적으로 밤에 잠
- 개인 습관: 처방된 약물이 없으며, 급성 질병 상태가 아니면 자가로 약물을 복용하지 않음. 카페인 또는 알코올을 섭취하지 않으며 흡연 과거력은 없음
- 환경적 건강 양상: 딸은 환경에 노출되지 않고 있음을 알고 있음. 딸의 집은 단층이며 냉방과 난방이 조절됨. 대상자의 침실은 밝고 큰 창문이 있어서 환기가 잘 됨
- 역할/인간 관계: 대상자는 가끔씩 딸이나 사위에게 반응을 하지만, 그 밖의 상호작용은 거의 없음. 때때로 이웃이나 교회에서 방문을 하지만, 그녀는 그들을 거의 알아보지 못함

14. S씨의 건강력에서 피부계 문제를 유발할 수 있는 위험요인은 무엇인가?

■ ■ ■ 신체사정

- 전반적 외양: 무기력. 연령상태에 따른 허약한 외양. 주름지고 늘어진 얇은 피부. 환경에 무관심
- 활력징후: 체온 38.4℃, 맥박 116회/분, 호흡 28회/분로 규칙적이지만 다소 힘들어 함. 혈압 112/68mmHg
- 피부계
- 피부: 따뜻하고 건조. 이마, 상지, 가슴 상부가 천막과 같이 근긴장도가 감소됨. 많은 주름으로 늘어지고 얇음. 창백한 분홍빛. 반점은 없으며 모반도 거의 없음. 모든 모반은 황갈색의 0.5cm 크기. 9~10개의 흩어져 있는 작은 빨간 구진은 모두 0.5cm 크기(체리혈관종). 네 군데의 융기된 갈색 부분(지루각화증)은 경계선이 명확하며 표면이 살에 붙어 있는 것처럼 상승되어 있음. 주변의 피부는 정상이며 일반적 피부색임. 세 부분은 후면의 상부에 있으며 하나는 흉부 전면의 우상부에 위치함. 모두 직경이 2~3.5cm임. 좌우 발뒤꿈치는 직경 2cm의 붉은색을 띠는 부분이 있는데 발뒤꿈치 압력 완화를 위하여 하지에 베개를 대준 후에도 30분간 남아 있음. 표피는 손상되지 않음. 중심 2~3mm가 벗겨진 직경 3cm의 붉은 부분이 천골 영역에 있음
- 머리카락: 완전히 회색이며 거의 없음. 고르게 분포함. 깨끗하고 길게 땋은 머리. 분홍색의 병소가 없는 두피가 쉽게 확인됨. 턱선에 몇 가닥의 회색 머리카락이 있음
- 손발톱: 길지만 가장자리가 부드럽게 다듬어짐. 어두운 청색의 손발톱바닥과 단단한 촉감. 출혈 증상은 없음. 곤봉형은 관찰되지 않음

15. S씨의 신체사정에서 피부계 문제를 유발할 수 있는 위험요인은 무엇인가?

16. S씨의 연령을 고려할 때, 정상 노화로 고려할 수 있는 사정 결과는 무엇인가?

17. 다음의 간호진단에 대한 근거자료를 제시하시오.

a. 지속적 압박과 관련된 피부통합성 장애

____

b. 제한된 구강 섭취와 관련된 체액결핍

____

c. 혼돈과 관련된 완전 실금

____

18. S씨에게 적용할 수 있는 추가적 간호진단을 기술하시오.

____

____

19. 퍼즐에서 다음의 단어를 찾으시오. crust(가피), cyst(낭종), erosion(짓무름), keloid(흉터종), macule(반점), mole(모반), papule(구진), purpura(자색반), pustule(농포), scar(흉터), tumor(종양)

B	R	A	D	D	I	O	L	E	K	R	E
P	U	M	A	P	U	S	T	U	L	E	C
U	T	S	M	A	A	T	U	M	E	T	K
R	S	C	A	P	R	Y	M	O	S	E	P
U	M	A	C	U	L	E	O	S	I	K	Z
P	O	R	Y	T	P	C	R	C	O	T	S
K	L	E	S	E	R	O	S	I	O	N	M
T	E	U	T	S	U	R	C	R	U	S	T
E	R	P	U	R	P	U	R	A	P	U	T
C	U	S	C	M	M	E	L	U	P	A	P

이름 : ____________ 날짜 : ____________

과목명 : ____________ 지도교수 : ____________

실습양식: 피부계 사정

대상자: ____________

연령: ____________

성별: ____________

건강력

개인력:

현재 건강상태:

증상 분석(PQRST):

- 모반이나 다른 병소의 변화
- 낫지 않는 상처나 만성 궤양
- 가려움/소양증
- 발진
- 머리카락의 변화
- 손발톱의 변화

과거력:

- 유아기 질병
- 입원 경험
- 수술
- 심각한 손상/만성 질병
- 예방접종
- 알레르기(음식, 약물 및 환경)
- 약물(처방, 비처방)
- 최근 여행/군복무

가족력:

계통별 문진:

- 전반적 건강상태
- 머리 눈 귀 코 목
- 호흡기계
- 심혈관계
- 소화기계
- 비뇨생식기계
- 근골격계
- 신경계
- 내분비계
- 면역계/혈액계

심리사회적 정보:

- 건강행위와 신념/자가 건강관리 행위
- 일상생활
- 영양 양상(지난 24시간 회상)
- 활동/운동 양상
- 오락, 애완동물, 취미활동
- 수면/휴식 양상
- 개인 습관(담배, 알코올, 카페인, 약물)
- 직업적 건강 양상
- 사회경제적 상태
- 환경적 건강 양상
- 역할, 인간관계, 자아개념
- 문화/종교적 영향
- 가족 역할과 관계
- 성적 양상
- 사회적 지지
- 스트레스와 대처

신체사정

전반적 건강 조사:

- 활력징후
- 키
- 몸무게

신체사정: Head-to-Toe:

- 머리 눈 귀 코 목
- 호흡기계
- 심혈관계
- 복부
- 비뇨생식기계
- 근골격계
- 신경계

■ 피부계 사정

영역/신체사정 기술	사정	정상소견 발달/문화적 고려사항	학생 실습결과
시진	**좌우를 비교하며 검진함**		
피부	색, 냄새, 통합성을 관찰 중심성 청색증(구강과 결막)을 말초성 (사지) 청색증과 감별 **춥거나 더운 날씨는 피부와 손발톱 표면의 특성에 영향을 미칠 수 있음** **피부가 어두운 대상자는 결막이나 구강 점막에서 색의 변화를 관찰함** 원발병소, 이차병소 및 혈관성 병변을 확인함 위치의 형태, 분포 및 양상을 기술함 **악성 병변을 위한 사정** **A: 비대칭(Asymmetry)** **B: 불규칙한 경계(Border irregularity)** **C: 색의 변화(Color variation)** **D: 직경(Diameter > 0.5cm)**	외부에 노출된 부분이 약간 어두움. 균일한 피부색. 황달, 청색증, 창백함, 홍반, 색소침착의 감소/증가는 없음 피부색은 인종과 문화에 따라 다양함을 고려 점막과 결막은 분홍색임 비정상적 냄새는 없음 피부는 정상, 의심스러운 병변은 없음	
머리카락과 두피	머리카락의 색, 양, 분포와 두피의 상태, 병변의 유무 또는 이기생증 (pediculosis)을 관찰 **성별, 유전과 나이는 머리카락의 분포에 영향을 미침** **사춘기는 다리, 겨드랑이, 음부에 털이 자라나는 시점임**	머리카락이 두피에 고르게 분포하면 탈모증이 아님 정상적인 대머리는 남성과 노인에게 일반적임 노화에 따라 머리카락이 얇아지고 회색으로 변함 신체의 대부분에서 세밀한 솜털이 관찰됨 병변과 이기생증이 없음	
손발톱	색, 상태, 각도, 국소적 또는 전반적 비정상 유무를 관찰(예: 능선, 곤봉형)	피부색이 어두운 대상자는 분홍빛에서 밝은 갈색으로 다양함 손발톱은 잘 정돈되어 있으며 표면이 볼록함 각피(cuticle)는 분홍색이며 정상 손톱은 손가락과 160도의 각도를 이룸	

영역/신체사정 기술	사정	정상소견 발달/문화적 고려사항	학생 실습결과
촉진	**표준주의지침을 지키며, 개방된 영역을 사정할 때는 장갑을 착용함**		
피부	온도(**손등을 사용함**)	따뜻하고 건조한 피부. 신체 영역에 따른 습윤. 근긴장도의 유지. 천막 상태 없음	
	근긴장도(**노출되지 않은 부분을 검진, 예: 쇄골 아래 부분)**	대상자의 나이에 따라 피부결은 부드럽고 미세한 결에서부터 거칠고 두꺼운 형태로 다양함	
	피부결 및 수화 **(노출된 곳은 건조한 경향)**	신장되는 표면의 피부는 거침	
	병변의 경도와 표면의 특성을 촉진 혈관 병변의 맥박과 창백함을 확인	노인의 피부는 근긴장도의 감소와 병변의 증가에 따라 건조하고 거칠며 얇을 수 있음	
머리카락	두피의 압통, 덩어리나 움직임을 촉진 머리결을 확인	두피의 움직임이나 압통은 없음 머리결은 유전이나 치료에 따라 다양함 (부드러움, 보통, 거침)	
손발톱	결과 및 모세혈관 재충혈	손발톱은 매끈하고 단단함; 골이나 선이 없음. 손발톱 바닥에 잘 부착되어 있음. 모세혈관 재충혈 속도 < 3초	

■ 피부계 사정 (계속)

대상자 건강력 결과:

대상자 신체사정 결과:

자료 분류 및 (실제적 또는 잠재적) 간호진단:

이름 : ______________________ 날짜 : ______________

과목명 : ______________________ 지도교수 : ______________

자가평가

피부계	예	아니요	추가 실습 필요
1. 피부계의 해부학과 생리학 지식을 피부계 사정 시 적용하였다.			
2. 성장발달 원칙을 적절하게 피부계에 적용하였다.			
3. 피부계 사정 수행 시 문화적 다양성을 고려하였다.			
4. 피부계 사정 수행 시 필요한 물품을 모두 준비하였다.			
5. 피부계의 사정과 관련된 특정 건강력을 수집하였다.			
6. 다음을 포함한 피부계 신체사정을 수행하였다. 전반적 조사 및 머리부터 발끝까지 검진 시진 촉진			
7. 피부계 사정 소견을 기록하였다.			
8. 정상/비정상 소견을 구별하였다.			
9. 적절한 주관적/객관적 자료를 수집하였다.			
10. 실제적/잠재적 건강문제를 구별하고 근거자료와 함께 간호진단을 내렸다.			

Chapter 11

머리, 얼굴, 목 사정

Assessing the Head, Face and Neck

이름 : ______________________ 날짜 : ______________

과목명 : ______________________ 지도교수 : ______________

1. 해부와 생리: 다음 입과 목의 구조에 명칭을 쓰시오.

a. 윗입술(upper lip)
b. 잇몸(gingiva (gum))
c. 경구개(hard palate)
d. 연구개(soft palate)
e. 구개설궁(glossopalatine arch)
f. 구개인두궁(pharyngopalatine arch)
g. 구개편도(palatine tonsil)
h. 구개수(uvula)
i. 후인두벽(posterior pharyngeal wall)
j. 혀의 유두(papillae of tongue)
k. 아랫입술(lower lip)

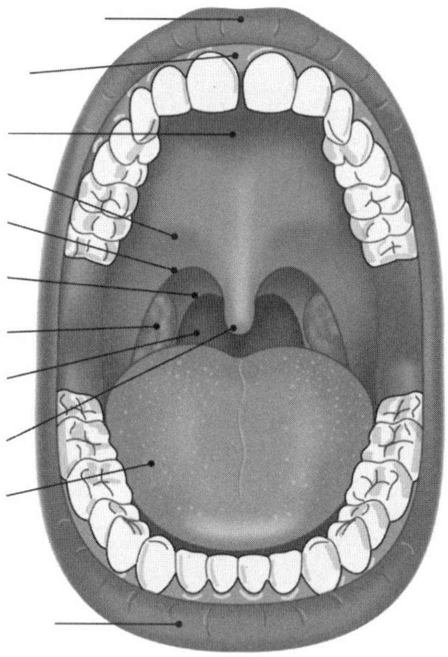

a. 설골(hyoid bone)
b. 갑상연골(thyroid cartilage)
c. 윤상연골(cricoid cartilage)
d. 협부(isthmus)
e. 갑상선 우엽(right thyroid lobe)
f. 갑상선 좌엽(left thyroid lobe)
g. 기관(trachea)

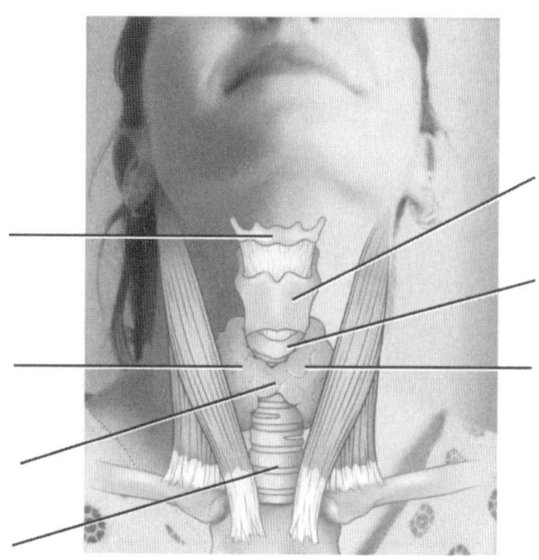

a. 후두(occipital)
b. 후이개(posterior auricular)
c. 전이개(preauricular)
d. 편도(tonsilar)
e. 턱밑(submandibular)
f. 이하(submental)
g. 표피경부(superficial)
h. 심부경부(deep cervical)
i. 후경부(posterior cervical)
j. 쇄골상(superclavicular)

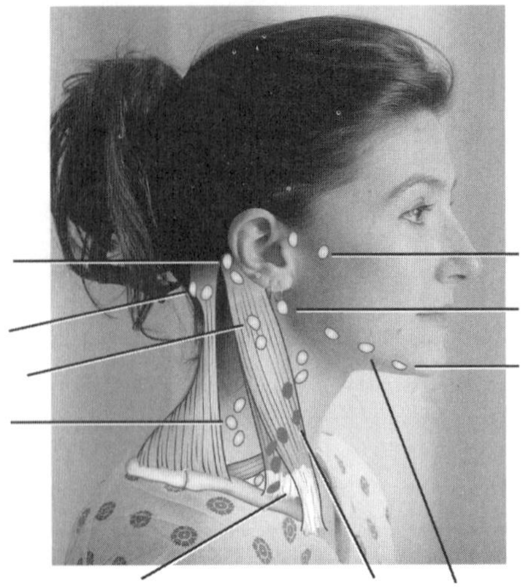

2. 구조에 따른 기능을 알맞게 연결하시오.

구조	기능
1. 부비동(paranasal sinuses)	a. 대사 조절
2. 볼점막(buccal mucosa)	b. 발성 공명을 만드는 공기 동
3. 잇몸(gingiva)	c. 감염을 막는 림프조직
4. 섬모(cilia)	d. 양볼의 점막
5. 구개수(uvula)	e. 이하선으로부터 타액 분비
6. 비갑개(turbinates)	f. 공기를 여과하는 짧은 털
7. 편도(tonsils)	g. 치아 부착
8. 연구개(soft palate)	h. 공기 여과, 가온 및 가습될 수 있는 비강 공간 확장
9. 타액선(salivary glands)	i. 타액의 생산
10. 갑상선(thyroid gland)	j. 음식이 비강으로 들어가는 것을 막음
11. Stensen관	k. 악하선으로부터 타액 분비
12. Wharton관	l. 음식과 침

3. H씨의 4세 아들 J는 2일 동안 쉰 목소리와 열이 나고 금일부터는 두통을 호소하였다. J의 인후 시진 시 관찰할 수 있는 3가지 변화는 무엇인가?

______

4. J의 나이를 고려할 때, 치아는 몇 개가 관찰되어야 하는가?

______

5. 치아 시진 시 관찰해야 하는 3가지 특성은 무엇인가?

______

6. J의 잇몸을 시진할 때 관찰해야 하는 3가지 특성은 무엇인가?

7. J의 검사결과에 따라 항생제 처방 시, 나이를 고려하여 금기인 항생제의 종류는 무엇인가? 금기인 이유는 무엇인가?

8. J의 림프절 비대를 확인하기 위하여 편도, 표피경부과 이개 림프절을 촉진하였다. 정상 림프절과 감염 또는 악성 림프절을 구별하기 위한 특성은 무엇인가?

9. 림프절 사정 시 전면과 후면 삼각(anterior and posterior triangles)은 중요한 기준이 되는데, 이 삼각을 구성하는 2개의 근육은 무엇인가?

10. 갑상선 질환이 있는 33세 L씨의 갑상선 사정 시 취하는 목의 3가지 자세는 무엇인가?

11. 갑상선 촉진 시 기준이 되는 갑상선 협부는 어디에 위치하는가?

12. 갑상선은 일반적으로 촉진되지 않는데, 2가지 예외는 무엇인가?

13. 영아나 유아의 머리를 사정할 때 부가적으로 수행해야 하는 사정은 무엇인가?

14. 얼굴의 특성을 대칭적으로 사정하기 위한 가장 적절한 두 부분은 어디인가?

15. 모든 계통은 서로 연관되어 있다. 머리, 얼굴과 목 사정 시 다른 계통과 관련된 검진소견(주관적 혹은 객관적)은 무엇인가?

이름 : ______________________ 날짜 : ______________

과목명 : ______________________ 지도교수 : ______________________

사례연구: M씨

65세 흑인 M씨는 뇌졸중으로 입원하였다. 혼자 살고 있는 그녀는 오늘 아침 왼쪽 사지의 일시적 마비, 요실금과 발성의 어려움이 있어 응급실을 통하여 입원하였다. M씨의 왼쪽 팔과 다리는 약간 회복되었으며 발성은 현재 정상이다.

건강력

현재 건강상태:

2년 전 남편이 사망한 이후, 그녀는 독립적으로 생활하고 자신을 돌보았으며 모든 집안일과 정원가꾸기를 해왔기 때문에 스스로 꽤 건강하다고 믿고 있음

과거력:

- 최근 10년간 고혈압이 있음. 때때로 약물을 복용하지 않았으며, 최근에는 혈압을 측정하지 않음
- 23세와 25세에 합병증 없이 자연분만함
- 페니실린에 대하여 전신 발진의 알레르기가 있음
- 건초열, 하악관절 장애, 축농증, 림프종 또는 갑상선 장애 등 머리, 얼굴이나 목과 관련된 과거력은 없음
- 예방접종 과거력은 불확실하지만 유아기부터 예방접종을 하지 않은 것은 확실함
- 현재 약물을 복용하고 있지 않으며, hydrochlorothiazide 25mg/일과 propranolol 80mg/일을 사용하였음
- 50세 이후에 폐경되었으나 호르몬 요법은 사용하지 않음

가족력:

- 부모 모두가 60세 중반에서 후반에 사망함. 어머니는 뇌졸중으로 사망하였고, 아버지는 여러 번의 심장 마비 후에 사망함
- 조부모의 사망원인은 불확실하며, 친조부모는 사고로 젊은 나이에 사망하였음. 외조부모는 70세 후반에 고령으로 사망함
- 생존하는 세 형제가 있는데, 63세 여자 형제와 64세와 68세의 두 남자 형제가 있음. 형제 모두 심장 질환과 혈압에 문제가 있음. 가장 나이가 많은 남자 형제는 수년간 흡연을 매우 심하게 하여 후두암이 발생되어 현재는 후두가 없음
- 두 명의 딸은 건강하며 그녀가 알기로는 복용하는 약은 없음
- 일곱 명의 손자들이 있으며 모두 건강함

심리사회적 정보:

- 일상생활: 오전 8시에 일어나서 주로 집이나 정원에서 일과를 보냄. 딸이 가까이 살고 있어서 자식, 손자, 조카들과 자주 방문을 함
- 영양 양상: 하루에 3회 균형된 식사를 함. 아침으로는 시리얼이나 토스트, 튀긴 음식은 일주일에 2~3회, 야채는 하루에 2회, 매일 약간의 과일 섭취. 최근에 식욕이 증가했지만, "노력하지 않았는데" 지난 4~6주간 약 4.5kg 정도 체중이 감소함
- 수면/휴식 양상: 저녁 10시 30분 정도에는 침실로 가며 잠이 드는 데 문제는 없음. 일반적으로 잘 자는데, 최근 몇 주간 저녁에 종종 깨서 잘 자지 못했음
- 개인 습관: 흡연을 하였는데, 고혈압을 진단 받은 후 금연함. 금연한 지 3~4년간 씹는 담배를 사용하였으며 매주 3갑을 피우고 있음. "일년에 두 번 와인 한 모금이나 두 모금 정도"로 음주는 거의 하지 않음

- 직업적 건강 양상: 전자 부품을 만드는 공장에서 일하였는데, 5년 전에 문을 닫아서 직장을 그만 두고 다른 일을 구할 수 없었음
- 사회경제적 상태: 남편의 연금과 사회보장을 받음. 최저 생계를 유지하며 건강보험은 적용 받음
- 환경적 건강 양상: 두 개의 침실이 있는 작은 단층집을 소유하고 있음. 두개의 에어컨 조절구가 있으며 중앙 난방임
- 스트레스/대처: 그녀는 교회활동과 강한 믿음으로 자신이 스트레스를 잘 조절한다고 믿음. 최근 다소 예민해지고 안절부절못하였으나, 원인을 확인할 수는 없었음

16. M씨가 제공한 정보에 기초하여, 머리, 얼굴 및 목과 관련하여 확인할 수 있는 실제적이거나 잠재적인 문제는 무엇인가?

____

____

■ ■ ■ 신체사정

- 전박적 외양: 명료, 지남력 있음. 연령에 적절한 외양. 약간 과체중. 외적 스트레스 없음
- 활력징후: 체온 97.2℃, 맥박 102회/분, 호흡 16회/분으로 규칙적. 혈압 186/108mmHg, 체중 68.9kg, 키 166cm
- 머리 눈 귀 코 목
  - 머리: 대칭적이고 정상 크기. 기형이나 병변은 없음
  - 얼굴: 대칭적. 왼쪽 얼굴의 움직임이 다소 감소된 약간의 비대칭적 움직임. 기형은 없음
  - 부비동: 타진과 촉진 시 압통 없음. 투과조명은 수행하지 않음
  - 눈: 결막은 촉촉하고 분홍색임. 외안근과 폭주는 정상
  - 귀: 청력은 정상. 귀지가 많음
  - 코: 정중선 위치. 코 벌렁임 없음. 분비물 없음. 점막은 분홍색이며 촉촉함. 기형, 병변, 용종은 없음
  - 입: 정중선에 위치하며 대칭적. 약간의 균일한 갈색으로 병변은 없음. 찡그리거나 웃을 때 왼쪽 입술 근육의 약화가 있음. 상하 전체 의치로 검진을 위하여 제거함. 잇몸은 정상으로 분홍색의 촉촉하며 짓무름이나 병변은 없음. 오른쪽 어금니 위 점막에 약간 경화되어 촉진되는 1×2cm의 흰 반점이 있음. 볼점막은 분홍색이며 촉촉하고 경화, 결절이나 병변은 없음. 혀, 구강저부와 구개에 병변, 결절이나 경화는 시진되거나 촉진되지 않음
  - 목: 편도는 시진되지 않음. 구개수는 정중선에 있으며 발성 시 상승함. 후벽은 부드러우며 병변이나 분비물은 없음
  - 림프절: 오른쪽 턱밑에 견고하고 단단하며 움직이는 압통이 없는 두 개의 림프절이 촉진됨. 다른 촉진되는 림프절은 없음
  - 갑상선: 시진되지 않음. 양측에서 대칭적으로 약간 촉진됨. 균일한 밀도. 압통이나 결절은 없음
- 호흡기계: 호흡음은 양측에서 깨끗함. 편안하게 호흡함. 천명음, 수포음이나 기타 우발음은 없음. 기침 없음
- 심혈관계: 심첨맥박과 요골맥박이 규칙적으로 102회/분. 잡음과 기외 심음이 없는 S_1과 S_2가 청진됨. 양쪽 발에 1+의 부종이 있음. 약간의 잡음이 양쪽에 있음
- 근골격계: 관절운동범위(ROM) 정상, 압통이나 기형은 없음. 근력은 우 5/5, 좌 4/5
- 신경계: 몇몇 단어의 발음이 약간 분명하지 않음, 왼쪽 얼굴의 감각이 약간 감소되어 있음. 왼쪽에 대한 혀의 근력은 +4/5. 그외 뇌신경은 정상임. 우측의 협동적 움직임은 +5/5. 좌측의 운동은 약간 감소한 +4/5

17. M씨의 사정에서 뇌졸중을 유발한 위험요인은 무엇인가?

____

18. 일과성 허혈성 발작/뇌졸중을 추론할 수 있는 사정 결과는 무엇인가?

____

19. M씨의 사정에서 구강암(oral cancer)을 추론할 수 있는 위험요인은 무엇인가?

____

20. M씨에게 제공할 수 있는 교육에는 무엇이 있는가?

____

21. 다음의 간호진단에 대한 근거자료를 제시하시오.

a. 신체의 요구에 비하여 감소한 영양의 위험성

____

____

b. 좌측 얼굴의 운동기능의 감소, 감소된 감각

____

____

c. 의사소통 장애의 위험성

____

____

22. M씨에게 적용할 수 있는 추가적 간호진단을 내리시오.

____

____

23. 섞여 있는 단어의 뜻을 파악하시오. 문단을 구성하기 위해서 동그라미 표시가 되어 있는 단어의 뜻을 파악하시오. 전암성 구강 병변

1. L U (K) S L
2. D T (O) I R H Y
3. (L) V U A U
4. E S I (U) S N S
5. I D C O (I) R C
6. O (S) (L) T N I
7. E T N B (A) R I U T S
8. H (P) Y L M
9. E T (E) H T
10. I N G (A) V G I
11. C (K) E N
12. E O G T I R

이름 : ______________________ 날짜 : ______________

과목명 : ______________________ 지도교수 : ______________________

실습양식: 머리, 얼굴, 목 사정

건강력

개인력:

현재 건강상태:

증상 분석(PQRST):

- 두통
- 입이나 입술의 병변
- 머리나 목부분의 부종
- 씹거나 삼키기의 어려움
- 피로
- 비강 분비물
- 쉰 목소리나 발성 변화

과거력:

- 유아기 질병
- 입원 경험
- 수술
- 심각한 손상/만성 질병
- 예방접종
- 알레르기(음식, 약물 및 환경)
- 약물(처방, 비처방)
- 최근 여행/군복무

가족력:

계통별 문진:

- 전반적 건강상태
- 피부계
- 눈/귀
- 호흡기계
- 심혈관계
- 소화기계
- 비뇨생식기계
- 근골격계
- 신경계
- 내분비계
- 면역계/혈액계

심리사회적 정보:

- 건강행위와 신념/자가 건강관리 행위
- 일상생활
- 영양 양상(지난 24시간 회상)
- 활동/운동 양상
- 오락, 애완동물, 취미활동
- 수면/휴식 양상
- 개인 습관(담배, 알코올, 카페인, 약물)
- 직업적 건강 양상
- 사회경제적 상태
- 환경적 건강 양상
- 역할, 인간관계, 자아개념
- 문화/종교적 영향
- 가족 역할과 관계
- 성적 양상
- 사회적 지지
- 스트레스와 대처

신체사정

전반적 건강 조사:

- 활력징후
- 키
- 몸무게

신체사정: Head-to-Toe:

- 전반적 건강상태
- 피부계
- 눈/귀
- 호흡기계
- 심혈관계
- 복부
- 비뇨생식기계
- 근골격계
- 신경계

■ 머리, 얼굴, 목 사정

영역/신체사정 기술	사정	정상소견 발달/문화적 고려사항	학생 실습결과
시진	자세: 앉은 자세		
머리	크기, 모양, 대칭, 위치를 관찰 신생아의 정문을 사정하고 머리둘레를 측정	정상적 크기, 정중선에 직립. 질식 분만의 경우 신생아의 함몰	
얼굴	얼굴 표정, 얼굴의 대칭성, 비정상적 움직임, 병변과 털의 분포를 관찰 **코입술주름과 안검열은 대칭 확인 시의 지표**	얼굴 표정은 적절함. 털의 분포는 연령, 성별과 인종에 따라 적절함. 병변이나 비정상적 움직임은 없음 코입주름과 안검열은 대칭적	
코	위치, 기형, 중격 결손, 분비물, 코 벌렁거림을 관찰 **분비물의 형태: 맑은 화농성 혈액. 만일 머리 외상후 이차적으로 맑은 분비물이 코나 귀에서 분비된다면, 뇌척수액(CSF)으로 의심** 비점막의 색, 정상, 병변, 부종과 분비물을 사정하기 위하여 비중격에 비경을 사용함	코는 정중앙, 대칭적, 편위가 없음. 코 벌렁거림 없음 비강 점막은 분홍색이며 촉촉함. 병변, 부종이나 분비물 없음. 중격은 정상	
전두동과 상악동	**전두동은 눈썹 위에 위치함. 상악동은 눈 아래에 위치함** 안와부종이나 눈 주변의 어두운 고리(dark circle)를 관찰함 필요하다면 투과조명을 수행함	안와부종은 관찰되지 않음 부비동은 깨끗함. 양성 투과조명	
이하선과 악하선	**이하선은 귀 앞에 위치함. 악하선은 턱 아래에 위치함** 부종 및 발적을 관찰함	타액선의 부종이나 발적 없음	
입	색, 상태, 병변, 호흡 시 냄새, 꽈리호흡을 관찰	입술은 분홍색, 촉촉하며, 정상. 병변은 없음. 비정상적 냄새(구취) 없음. 꽈리호흡 없음	

영역/신체사정 기술	사정	정상소견 발달/문화적 고려사항	학생 실습결과
구강 점막	색, 상태, 병변을 관찰 **백반증이나 흡연자병변은 흰색, 압통이 없으며, 전암 병변으로 추가 검진이 요구됨** Stensen관과 Wharton관의 염증을 시진함 **Stensen관은 상부 두 번째 어금니 맞은 편에 위치. Wharton관은 구강의 혀 밑에 위치함**	구강 점막은 분홍색의 촉촉하며 정상임. 병변이 없음 구강 점막은 피부가 어두운 대상자에게 푸르스름하거나 짙은 색의 점이 관찰 가능 Stensen관과 Wharton관이 개존. 염증이 없음	
잇몸	색, 상태, 위축, 과다증식, 부종, 출혈, 부종을 관찰	잇몸은 분홍색의 촉촉하며 정상. 출혈, 부종, 퇴축이나 짓무름은 없음 임신 중 잇몸은 정상적으로 증식됨	
치아	치아의 수, 색, 상태, 교합, 흔들림이나 상실을 관찰 **흔들리는 치아는 공기의 흐름을 방해하고 폐쇄함**	32개 치아(성인), 20개 치아(아동), 백색이며, 손실이 없음. 가장자리는 부드러우며 치아우식이 없고 교합이 좋음	
혀	색, 결, 위치, 움직임, 무의식적 움직임이나 병변을 관찰 혀의 움직임**(뇌신경 XII)**	혀는 분홍색으로 촉촉하며 유두는 정상. 움직임이 정상이며 중앙에 위치함. 병변이나 무의식적 움직임은 없음. 지도 모양의 혀는 정상적 변화임	
구인두, 경구개/연구개 편도 구개수	색, 상태, 병변, 분비물, 삼출물, 부종 펜라이트를 사용하여, 대상자가 "아"라고 발성 시 구개수의 대칭적 상승을 관찰하고 삼킴 반사를 확인 **(뇌신경 IX, X)**	경구개와 연구개는 분홍색이며 정상임. 편도는 분홍색으로 대칭적임. +1, 병변이나 분비물은 없음. 구개수의 대칭적 상승. 삼킴반사 양성	
목, 갑상선 경부림프절	**중립 자세, 과신전과, 삼키는 동작 시 목을 시진함** 대칭성, 관절운동범위와 피부의 상태를 관찰 갑상선과 림프절의 비대를 관찰 **전면과 후면 삼각을 지표로 사용함**	목과 경부림프절은 대칭적. 능동적 관절운동범위. 결절은 없으며 피부는 정상 후두와 기관은 삼킴 시 올라감 노인들은 목의 관절운동범위가 제한될 수 있음	

■ 사정 (계속)

영역/신체사정 기술	사정	정상소견 발달/문화적 고려사항	학생 실습결과
촉진	**표준주의지침을 지키고, 구강 또는 병변으로 의심되면 촉진 시 장갑을 착용함**		
머리	결절, 압통, 두피 움직임을 확인. 2세 이하의 아동에서는 정문을 사정하고 두부의 직경을 측정 **전정문은 18~24개월에 폐쇄되며 후정문은 2개월에 폐쇄됨**	머리는 대칭적, 결절 없음, 압통없음. 두피는 자유롭게 움직임 아동: 머리 둘레를 정상 성장발달과 비교, 정문은 부드럽고 평평함	
얼굴	얼굴과 턱의 관절을 촉진 상태, 대칭, 압통, 근육 긴장도와 턱관절의 기능을 확인	안면골은 부드럽고 정상이며 대칭적. 압통이 없음. 근긴장도가 좋음. 턱관절의 전 관절운동범위, 염발음이나 압통은 없음	
코	압통, 기형과 개존을 촉진	비강 압통이나 기형은 없음. 콧구멍은 개존되어 있음	
전두동과 상악동	압통을 촉진	부비동은 압통이 없음	
이하선과 악하선	이하선은 귀 앞에 위치함. 악하선은 턱 밑에 위치함 비대와 압통을 확인	타액선은 비대나 압통이 없음	
입술과 혀	압통, 근긴장도와 병변을 촉진	부드럽고, 압통이 없으며 근긴장도가 좋음. 병변은 없음	
구인두	설압자로 연구개의 후부를 자극하여 구역반사 검사 **구역반사의 소실은 흡인의 위험성**	구역반사 양성(제9번, 제10번 뇌신경)	
갑상선	전면과 후면 접근을 사용 **갑상선 협부는 윤상연골 아래에 위치함** 대상자가 침을 삼킬 때 흉쇄유돌근의 가장자리를 촉진	촉진되지 않으며 압통이 없는 갑상선 작고 부드러우며 갑상선의 가장자리가 촉진됨 임산부와 사춘기와 같이 대사가 증진된 경우는 촉진됨. 노인의 경우 정상적으로 촉진되지 않음	

영역/신체사정 기술	**사정**	**정상소견 발달/문화적 고려사항**	**학생 실습결과**
경부 림프절	림프절의 크기, 모양, 밀도, 압통과 결절을 확인 림프절 촉진 시 크기, 모양, 대칭성, 밀도, 움직임, 압통과 온도를 확인 **손가락 끝으로 가벼운 촉진을 수행함** **직접 타진을 수행**	촉진되지 않으며, 압통이 없는 경부 림프절 표피경부가 촉진될 수 있음, 1cm 이하로 작음. 부드럽고 단단하며, 압통이 없음 정상적으로 아동에서 촉진됨. 정상 결절은 >3cm, 단단하고, 둥글며, 경계가 뚜렷하고, 움직이며, 압통이 없는, 대칭성의 결절	
전두동과 상악동	부비동을 타진하여 압통을 확인	압통이 없는 부비동	
청진	**청진기의 종형을 사용**		
갑상선	갑상선이 비대되면, 대상자에게 숨을 참게 하고 잡음을 청진함	잡음이 없음	

■ 머리, 얼굴, 목 사정 (계속)

대상자 건강력 결과:

대상자 신체사정 결과:

자료 분류 및 (실제적 또는 잠재적) 간호진단:

이름 : ________	날짜 : ________
과목명 : ________	지도교수 : ________

자가평가

머리, 얼굴, 목 사정	예	아니요	추가 실습 필요
1. 머리, 얼굴, 목의 해부학과 생리학 지식을 머리, 얼굴, 목 사정 시 적용하였다.			
2. 성장발달 원칙을 적절하게 머리, 얼굴, 목에 적용하였다.			
3. 머리, 얼굴, 목 사정 수행 시 문화적 다양성을 고려하였다.			
4. 머리, 얼굴, 목 사정 수행 시 필요한 물품을 모두 준비하였다.			
5. 머리, 얼굴, 목의 사정과 관련된 특정 건강력을 수집하였다.			
6. 다음을 포함한 머리, 얼굴, 목 신체사정을 수행하였다. 전반적 조사 및 머리부터 발끝까지 검진 시진 촉진 타진 청진			
7. 머리, 얼굴, 목 사정 소견을 기록하였다.			
8. 정상/비정상 소견을 구별하였다.			
9. 적절한 주관적/객관적 자료를 수집하였다.			
10. 실제적/잠재적 건강문제를 구별하고 근거자료와 함께 간호진단을 내렸다.			

Chapter 12

눈과 귀 사정
Assessing the Eye and the Ear

이름 : ______________________ 날짜 : ____________

과목명 : ____________________ 지도교수 : ____________

[눈]

1. 해부와 생리: 다음 눈의 구조에 명칭을 쓰시오.

a. 눈썹(eyebrow)
b. 상안검(upper eyelid)
c. 홍채(iris)
d. 동공(pupil)
e. 눈물언덕(caruncle)
f. 하안검(lower eyelid)
g. 속눈썹(eyelash)
h. 안구결막에 의해 덮여 있는 공막
i. 눈꺼풀을 덮은 눈꺼풀결막
j. 눈물점(lacrimal punctum)
k. 내안각(medial canthus)
l. 외안각(lateral canthus)

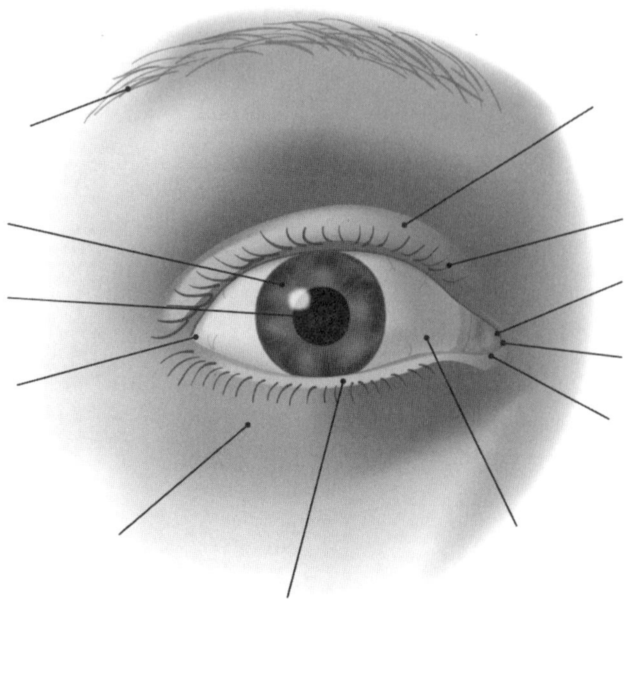

a. 각막(cornea)

b. 안구전방(anterior chamber)

c. 눈둘레근(orbicularis oculi muscle)

d. 홍채(iris)

e. 동공(pupil)

f. 눈꺼풀판(안검판)(tarsal plate)

g. 눈꺼풀판 안에 있는 눈꺼풀판샘(마이봄선)
(meibomian gland in tarsal plate)

h. 안와지방(orbital fat)

i. 수정체, 렌즈(lens)

j. 공막(sclera)

k. 안구후방(posterior chamber)

l. 섬모체(ciliary body)

m. 전두골(frontal bone)

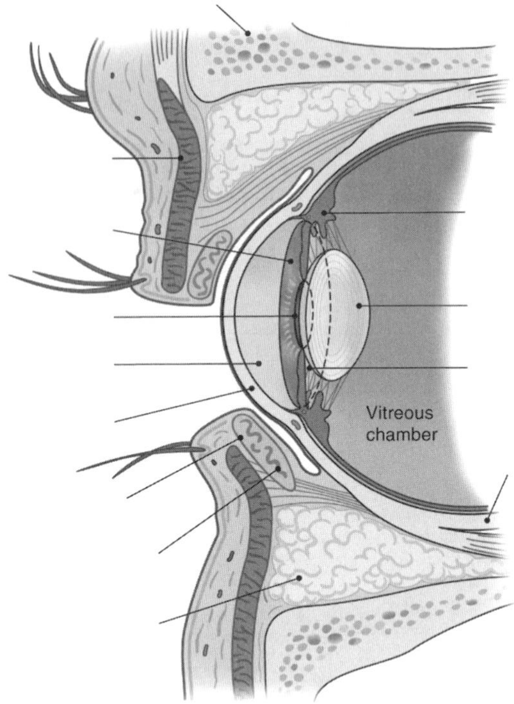

a. 시신경유두(optic disc)

b. 생리적 함몰(physiological cup)

c. 황반(macula)

d. 중심와(fovea centralis)

e. 동맥(artery)

f. 정맥(vein)

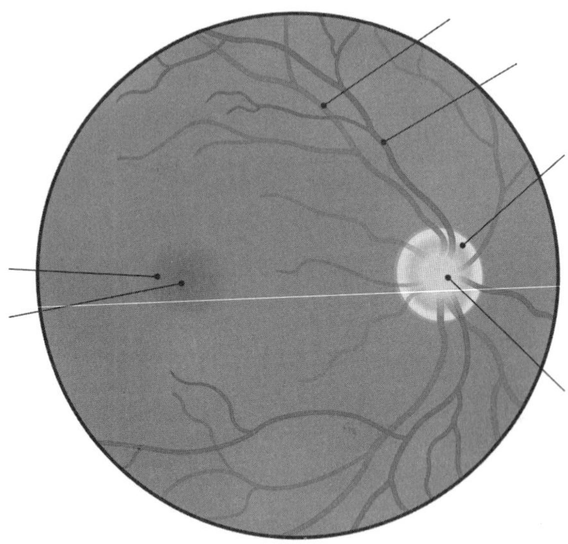

오른쪽 눈

2. 구조에 따른 기능을 알맞게 연결하시오.

구조	기능
1. 안구결막(bulbar conjunctiva)	a. 안방수 배액, 안구 압력(IOP)을 조절함
2. 각막(cornea)	b. 중심 시력 부분
3. 수정체(lens)	c. 시신경이 눈으로 들어가는 부분
4. 홍체(iris)	d. 빛과 이미지를 통과시키는 양측이 볼록한 원반 모양
5. 눈꺼풀 결막(palpebral conjunctiva)	e. 색깔이 있는 원형의 근육 판
6. 공막(sclera)	f. 안구를 덮는 점막
7. 눈물샘(lacrimal gland)	g. 맑고, 젤리 같은 성분으로 망막에 완충 역할을 하고 눈의 모양을 유지
8. 황반(macula)	h. 각막과 홍채의 사이 공간
9. 시신경유두(optic disc)	i. 홍채와 수정체의 사이 공간
10. 안구전방(anterior chamber)	j. 눈의 구조와 모양을 형성하는 백색의 무혈관층
11. 슐렘관(canal of Schlemm)	k. 눈물을 생산
12. 안구후방(posterior chamber)	l. 수정체와 각막에 영양분을 공급하는 맑은 액체
13. 초자체액(vitreous humor)	m. 안검을 덮고 있는 점막
14. 안방수(aqueous humor)	n. 눈의 가장 바깥층, 무혈관 및 투명

3. 검강검진을 받기 위하여 내원한 제2형 당뇨를 가진 55세 J씨의 시력검진 결과가 OD 20/50, OS 20/40, OU 20/40이었다. J씨가 시력검사 결과가 어떤 의미인지 질문하였을 때 어떻게 설명하겠는가?

____

____

4. 정상 성인의 원거리 시력은 20/20이다. 유아에서도 20/20 시력이 정상이라고 생각하는가?

____

____

5. 외안근을 측정하기 위해 사용되는 3가지 검진방법의 이름을 쓰시오.

____

6. 구조에 따른 비정상 사정 결과를 알맞게 연결하시오.

구조	기능
1. 안검(lids)	a. 안검 외반(ectropion)
2. 속눈썹(lashes)	b. 노인환(arcus senilis)
3. 각막(cornea)	c. 황색판종(xanthelasma)
4. 안구결막(bulbar conjunctiva)	d. 백내장(cataract)
5. 수정체(lens)	e. 분홍색 눈(pink eye)
6. 안구전방(anterior chamber)	f. 황반(jaundice)
7. 공막(sclera)	g. 안구내압 증가(increased IOP)

7. J씨의 안저 검진을 위하여 검안경을 사용하려고 할 때 고려해야 할 3가지 사항은 무엇인가?

____

____

8. 검안경의 다양한 조리개의 기능을 기술하시오.

a. 작고 하얀 조리개(small white light)

b. 크고 하얀 조리개(large white light)

c. 청색(blue light)

d. 녹색(green light)

e. 격자무늬(grid)

f. 좁고 긴 하얀 조리개(slit of white light)

9. 모든 계통은 서로 연관되어 있다. 눈 사정 시 다른 계통과 관련된 검진소견(주관적 혹은 객관적)은 무엇인가?

____

____

이름 : ______________________ 날짜 : ______________

과목명 : ______________ 지도교수 : ______________

사례연구: W씨

컴퓨터 시스템 분석가로 일하는, 두 아이가 있는 45세 여성 W씨는 심한 안구의 통증을 호소하며 응급실로 내원하였다. 급성의 건강상태 변화를 고려하여 눈에 중점을 둔 건강사정 수행 결과 원발성 폐쇄각 녹내장(primary angleclosure glaucoma)을 암시하였다.

건강력

주호소:

"눈에 통증이 너무 심해요"

증상 분석:

P–악화요인은 없으며 완화요인도 없음

Q–"눈을 찌르는 것 같아요"

R–빛 주변의 고리, 흐린 시야, 오심, 구토

S–10/10

T–급성으로 발생함

현재 건강상태:

- 안구검진을 거부: 수행하지 않음
- 의학적 문제 검진 거부
- 2년 전 마지막 안구 검진을 함

신체사정

- 시력: 흐린 시야로 인하여 근거리와 원거리 검진을 수행할 수 없음
- 시야: 측두측 시야가 감소함
- 외안근 운동: 정상
- 외부구조: 눈의 충혈, 각막은 탁함
- 내부구조: 시신경유두 함몰

10. W씨에게 원발성 폐쇄각 녹내장이라는 진단을 고려할 때, 추가 건강력을 사정하기 위해 질문할 것은 무엇인가? 그리고 왜 그러한 질문을 구성하였는가?

____

11. W씨의 증상과 징후에 기초하여 추가적으로 제안되는 검사는 무엇인가?

____

12. W씨가 안구의 응급상태인 원발성 폐쇄각 녹내장을 치료하지 않는다면 어떠한 건강문제를 초래하겠는가?

____

13. W씨에게 사정되는 녹내장의 위험요인은 무엇인가?

____

14. 다음의 간호진단에 대한 근거자료를 제시하시오.

a. 안구내압 증가와 관련된 통증

____

____

b. 시력 감소와 관련된 손상의 위험성

____

____

c. 병리학적 변화와 관련된 감각지장 장애(시각)

____

____

15. W씨에게 내릴 수 있는 추가적 간호진단을 기술하시오.

____

____

16. 섞여 있는 단어의 뜻을 파악하시오. 문단을 구성하기 위해서 동그라미 표시가 되어 있는 단어의 뜻을 파악하시오: 안저검사에서 항상 마지막에 검진함

1. L A (C) R S E
2. R S I I
3. A L D E (M) I C U S T H N A
4. E N R C A O
5. L R C I (L) M A A L N D A G
6. T A I N R E
7. (A) N V T I C J N U O C
8. (U) P L I P
9. N S E L
10. E V O F (A)

이름 : ______________________ 날짜 : ______________

과목명 : ______________________ 지도교수 : ______________

실습양식: 눈의 사정

대상자: ______________________

연령: ______________________

성별: ______________________

건강력

개인력:

현재 건강상태:

증상 분석(PQRST):

- 시력상실(vision loss)
- 눈물흘림(tearing)
- 눈의 통증(eye pain)
- 눈 외관 변화(changes in eye appearance)
- 흐린 시야(blurred vision)
- 안구건조(dry eyes)
- 복시(double vision)
- 눈 분비물(drainage)

과거력:

- 유아기 질병
- 입원 경험
- 수술
- 심각한 손상/만성 질병
- 예방접종
- 알레르기(음식, 약물 및 환경)
- 약물(처방, 비처방)
- 최근 여행/군복무

가족력:

계통별 문진:

- 전반적 건강상태
- 머리 눈 귀 코 목
- 호흡기계
- 심혈관계
- 소화기계
- 비뇨생식기계
- 근골격계
- 신경계
- 내분비계
- 면역계/혈액계

심리사회적 정보:

- 건강행위와 신념/자가 건강관리 행위
- 일상생활
- 영양 양상(지난 24시간 회상)
- 활동/운동 양상
- 오락, 애완동물, 취미활동
- 수면/휴식 양상
- 개인 습관(담배, 알코올, 카페인, 약물)
- 직업적 건강 양상
- 사회경제적 상태
- 환경적 건강 양상
- 역할, 인간관계, 자아개념
- 문화/종교적 영향
- 가족 역할과 관계
- 성적 양상
- 사회적 지지
- 스트레스와 대처

신체사정

전반적 건강 조사:

- 활력징후
- 키
- 몸무게

신체사정: Head-to-Toe:

- 피부계
- 머리 눈 귀 코 목
- 호흡기계
- 심혈관계
- 복부
- 비뇨생식기계
- 근골격계
- 신경계

■ 눈의 사정

영역/신체사정 기술	사정	정상소견 발달/문화적 고려사항	학생 실습결과
시력	**안경 미착용과 착용 상태로, 양쪽 눈을 각각 그리고 함께 측정함. 뇌신경 I**		
원거리	대상자의 연령과 문장해독력에 따라 Snellen 차트, Snellen E 차트 또는 Stycar 차트를 사용함 시력은 분자에 20이 있는 분수로 표현-**차트로부터 대상자가 떨어져 있는 거리-분모-20/20의 시력을 가진 사람이 차트를 읽을 수 있는 거리-예: 20/40 시력** **한 줄에 두 개 이상 틀리지 않아야 함**	20/20 OD, OS, OU 아동의 시력은 6~7세에 이를 때까지 20/20이 되지 않음	
근거리	눈에서 약 35.5cm 떨어진 거리에서 신문을 읽을 수 있는 능력을 사정함 만일 대상자가 글을 읽을 수 없으면 출력된 크기의 그림을 이용함	근거리 시력은 정상 노안은 일반적으로 노화에 따라 발생	
색깔시력	색깔 판에 내장된 그림이나 숫자의 형태를 구별하거나 Snellen 차트의 색깔 색을 구별함	색각 정상	
시야	바깥쪽에서부터 안으로 들어오는 움직임을 파악하는 능력을 사정 (위, 아래, 측두측과 비측). **시야의 갑작스러운 상실은 응급상태인 급성 녹내장의 증상일 수 있으므로 즉시 안과에 의뢰**	모든 시야에서 시야검사 정상 OU	
외안근	평행 배열과 각막반사 검진을 위해서 눈을 시진함(**눈에서 반짝이는 섬광을 찾음)** 눈의 6개 응시 범위에 따라 외안근을 확인함(**뇌신경 III, IV, VI)** 눈의 움직임을 확인하기 위하여 차폐검사를 수행	평행한 눈의 배열. 각막반사 대칭적, 외안근 운동은 정상 OU, 안검하수 또는 안구진탕증은 없음 차폐검사 시 시선이 고정되어 있으며 눈의 움직임이 없음	

영역/신체사정 기술	사정	정상소견 발달/문화적 고려사항	학생 실습결과
눈의 외부 구조	**자세: 앉은 자세**		
일반적 상태	눈의 외양과 평행배열을 확인	눈은 깨끗하고 맑으며 양측이 평행하게 배열됨.	
안검	눈꺼풀 조직의 색, 병변, 부종, 안검하수와 대칭성을 확인**(상안검과 하안검 간의 눈의 개존 정도)**	색깔은 대상자의 피부색과 일치하며 병변이나 부종은 없음 눈꺼풀 조직은 대칭적이며 안검하수는 없음	
눈썹	대칭성과 분포를 확인 안검내번과 안검외번을 확인	눈썹은 고르게 분포하고 있으며, 안검내번이나 안검외번은 없음	
눈물샘, 눈물점	색, 부종과 과도한 눈물이나 분비물을 확인	눈물점은 분홍색으로 개존되어 있으며 과도한 눈물, 건조, 분비물 또는 부종은 없음	
결막	색, 습도, 병변과 이물질을 사정 **눈꺼풀결막은 안검을 덮고 있음 안구결막은 안구를 덮고 있음**	결막은 깨끗하고 분홍색이며 촉촉함. 병변 없음	
공막	색, 습도, 병변이나 찰과상을 확인	공막은 흰색으로 정상, 병변이나 찰과상은 없음 진흙 공막인 갈색점은 피부색이 어두운 대상자에서 관찰 될 수 있음	
각막	비스듬한 각도로 각막을 검진 투명도, 병변이나 찰과상을 확인 각막반사를 확인(제 5, 7번 뇌신경) **솜을 이용하여 각막을 자극하는 대신 바늘이 없는 주사기에 공기를 채워 각막에 공기를 불어 넣거나 눈썹을 부드럽게 만져서 눈깜빡거림 반사를 관찰**	각막의 불투명, 병변이나 찰과상은 없음 노인환(각막의 바깥 테두리가 흰색고리)은 노인에서 정상적으로 관찰됨 각막반사 양성	
안구전방	투명도를 시진, 홍채의 그림자와 혈액을 확인 **눈을 시진하기 위하여 대상자는 정면을 바라보고, 검진자는 측면에서 눈을 관찰**	안구전방은 투명하며 혈액이나 홍채 그림자는 없음	
홍채	색, 크기, 모양과 대칭성을 확인	홍채는 둥근 원모양으로 대칭적임	

■ 눈의 사정 (계속)

영역/신체사정 기술	사정	정상소견 발달/문화적 고려사항	학생 실습결과
동공	크기, 모양, 불빛에 대한 반응(직접반사와 교감반사)과 조절을 위한 검사 확인 **제3번 뇌신경 검진 뇌내압 검사** **교감 반응: 직접적으로 빛을 비추지 않은 반대쪽 눈의 동공이 수축** **동공이 비대칭적이거나 확장되는 변화가 있다면 뇌내압 증가의 증상일 수 있음**	동공의 크기는 3~5mm. 연령에 대비하여 정상적 크기로 아동에서는 크고, 노인에서는 작음. 축동 또는 산동은 없음 동공은 대칭적, 둥글고, 빛에 반응하며 직접 조절과 교감 조절이 정상임 (PERRA). 빛에 대하여 반응: 동공은 수축함 조절: 동공은 눈모음과 수축이 나타남 노인은 조절이 감소할 수 있음 양측이 동일하지 않은 동공(동공부동 anisocoria)이 0.5mm 미만의 차이는 정상임	
촉진	**표준주의지침을 지키며 눈 분비물 촉진 시는 장갑을 착용**		
안구	**눈썹 아래를 가볍게 촉진하고 안구의 단단함을 확인** 단단함과 압통을 확인 **눈의 외상이 있거나 녹내장이 있는 대상자는 안구를 촉진하지 않음**	안구는 단단하고 압통이 없음	
누선과 비루관	눈의 눈썹 아래와 내안각 부위를 촉진 압통, 과도한 눈물이나 분비물을 확인	누선은 압통이 없으며 분비불이나 과도한 눈물이 없음	
검안경	**어두운 방에서 수행. 검진자는 대상자와 같은 쪽의 눈으로 검진함. 산동되지 않은 동공을 검진할 때는 작고 하얀 조리개를 사용함**		
적반사	반사와 투명도를 확인 **대상자의 시선으로부터 15도의 각도로 접근함**	적색반사 양성, 불투명은 없음	

영역/신체사정 기술	사정	정상소견 발달/문화적 고려사항	학생 실습결과
시신경유두와 생리적 함몰	**비측에 위치함** 크기, 모양과 경계, 색, 함몰을 확인: 유두함몰비	시신경유두는 둥글고, 가장자리의 경계가 뚜렷하며, 함몰: 유두함몰비는 1:2DD. 색은 대상자의 피부색에 따라 다양. 흰색의 함몰이 있는 노란색에서 주황색	
망막 혈관	동맥과 정맥 크기의 비율, 색, 빛에 대한 동맥 반사, 교차를 확인 **동맥과 정맥은 시신경유두에서 짝을 이룸** **정맥이 동맥에 비하여 일반적으로 색이 어두우며 큼**	혈관을 관찰함. 동정맥비는 2:3 또는 4:5임 빛에 대한 동맥반사는 양성. 동정맥 교차는 부드러우며 혈관이 좁아지거나 협착되지 않음	
망막	색, 표면조직, 병변, 삼출물, 출혈과 동맥류를 확인	색은 밝은 노란색에서 오렌지와 붉은 색으로 다양함. 대상자의 피부색에 따라 밝은 피부색의 대상자는 밝은 망막이 나타나고 어두운 피부색의 대상자는 망막도 어둡게 나타남. 표면조직은 작은 과립이 있음. 병변, 출혈, 삼출물이나 동맥류는 없음	
황반 중심와	**항상 마지막에 검진** 색, 크기, 위치와 병변을 확인 **황반은 시신경유두의 측면에 있는 어두운 부분임**	망막에 있는 어두운 부분인 황반은 시신경유두의 2DD측면이 있는 1DD크기임. 병변은 없으며 중심와 빛반사가 양성	

■ 눈의 사정 (계속)

대상자 건강력 결과:

대상자 신체사정 결과:

자료 분류 및 (실제적 또는 잠재적) 간호진단:

이름 : ______________________ 날짜 : ______________

과목명 : ______________________ 지도교수 : ______________

자가평가

눈	예	아니요	추가 실습 필요
1. 눈의 해부학과 생리학 지식을 눈 사정 시 적용하였다.			
2. 성장발달 원칙을 적절하게 눈에 적용하였다.			
3. 눈 사정 수행 시 문화적 다양성을 고려하였다.			
4. 눈 사정 수행 시 필요한 물품을 모두 준비하였다.			
5. 눈의 사정과 관련된 특정 건강력을 수집하였다.			
6. 다음을 포함한 눈 신체사정을 수행하였다. 전반적 조사 및 머리부터 발끝까지 검진 시력 검사 외부구조의 시진 외구조의 촉진 검안경 검진			
7. 눈 사정 소견을 기록하였다.			
8. 정상/비정상 소견을 구별하였다.			
9. 적절한 주관적/객관적 자료를 수집하였다.			
10. 실제적/잠재적 건강문제를 구별하고 근거자료와 함께 간호진단을 내렸다.			

이름 : ______________________ 날짜 : ______________

과목명 : ______________________ 지도교수 : ______________

[귀]

1. 해부와 생리: 다음 귀의 구조에 명칭을 쓰시오.

a. 이륜(helix)
b. 이주(tragus)
c. 귓볼(lobule)
d. 대이주(antitragus)
e. 대이륜(antihelix)
f. 외이도(external auditory canal)

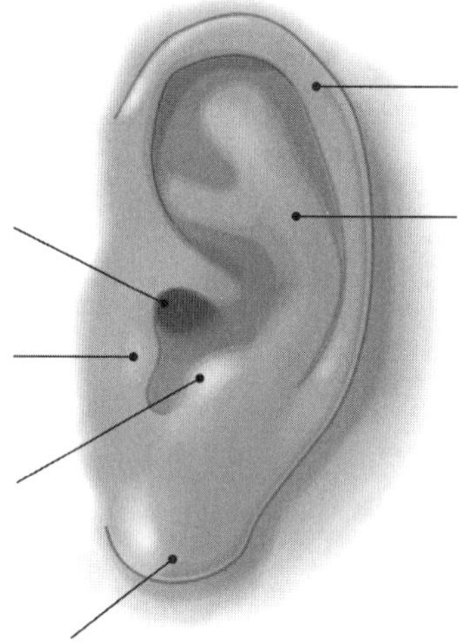

a. 긴장부(pars tensa)
b. 이완부(pars flaccida)
c. 빛 반사 부위(cone of light)
d. 제(배꼽)(umbo)
e. 추골(malleus)

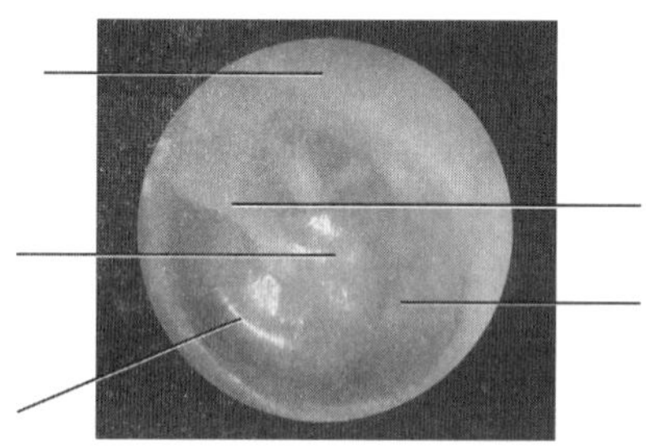

2. 구조에 따른 기능을 알맞게 연결하시오.

구조	기능
1. 외이(auricle)	a. 고막에서의 빛의 반사
2. 고막(tympanic membrane)	b. 내이에 위치. 뇌신경VIII으로 소리를 전달하는 기관
3. 와우(cochlea)	c. 외이. 음파를 모음
4. 이소골(auditory ossicles)	d. 외이와 중이를 구분하는 얇은 진주빛 섬유조직막
5. 빛 반사 부위(cone of light)	e. 중이에서 비인두까지의 관으로 고막의 양쪽이 같은 압력을 유지하도록 함
6. 코르티기관(organ of Corti)	f. 귀의 윤활
7. 유스타키오관(eustachian tube)	g. 중이에 있는 우리 몸의 가장 작은 뼈. 음파를 내이로 전달
8. 귀지(cerumen)	h. 내이에 있는 소리의 진동을 전달하는 조개 모양의 구조

3. H씨는 2세 아들 J가 2일 전부터 열이 나면서 귀에 통증을 호소하였다고 한다. J의 귀검진 결과 청력이 감소한 것을 확인했다. 청력 상실을 감별하기 위한 5가지 질문은 무엇인가?

4. J에게 웨버 검사를 수행한 결과 소리의 편재화를 확인하였다. 만일 J가 전도성 청력 상실이 있다면, 어느 쪽 귀로 소리의 편재화가 나타나는가? 만일 J가 감각신경성 난청이 있다면 어느 쪽 귀로 편재화가 나타나는가?

5. 골전도와 공기전도를 비교하기 위한 린네 검사 시 정상에서는 어떠한 결과를 나타내는가? J가 골전도 청력 상실이 있다면 어떠한 결과를 예측할 수 있는가?

6. J의 외이도 분비물 사정 시 확인해야 하는 3가지 분비물의 형태를 명명하고 각각의 특성을 기술하시오.

7. 이경 검진을 수행하기 위하여 이경 삽입 전 압통을 확인해야 하는 3부분을 명명하시오.

8. 아동의 외이도를 직선으로 하기 위하여 이륜은 어떤 형태를 취해야 하는가? 성인에서는 어떤 방향인가?

9. 고막을 사정할 때 확인해야 하는 3가지 특성을 명명하시오.

10. J의 고막은 빨갛게 부풀어 있었다. H씨가 "J는 귀에 염증이 자주 생기는데 왜 그런가요?"라고 호소하였을 때 그 이유를 어떻게 설명할 것인가?

11. 모든 계통은 서로 연관되어 있다. 귀 사정 시 다른 계통과 관련된 검진소견(주관적 혹은 객관적)은 무엇인가?

이름 : ____________________ 날짜 : ____________

과목명 : ________________ 지도교수 : ________________

사례연구: B

C씨는 3세 아들 B의 재발된 귀의 통증을 치료하기 위하여 내원하였다. B는 귀에 염증이 자주 생겼다. 그는 지난 주에 감기에 걸려서, 현재는 안절부절못하고, 귀를 잡아당기고 잠을 자지 못하거나 잘 먹지 않는다. 체온은 38.3℃이다.

건강력

주호소:

"귀가 아파요"

현재 건강상태:

- 최근 상부 호흡기계 감염
- 안절부절못함, 귀를 잡아당김, 잠을 자지 못하거나 잘 먹지 못한다고 어머니가 이야기함
- 귀의 감염 재발의 과거력
- 약, 음식이나 환경에 대한 알레르기는 없음
- 중이염 가족력 있음. 아버지가 유아기 시절 중이염에 자주 걸림

신체사정

- 귀를 잡아당기고 안절부절못함
- 체온 38.3℃
- 외이의 압통
- 외이도의 개존, 분비물 없음
- 고막은 붉고 부풀어 있음. 빛 반사 부위의 빛이 분산됨. 천공 없음
- 객담이 있는 기침, 노란색의 객담
- 후두가 붉음
- 편도의 비후와 삼출은 없으나 붉음
- 폐청진음은 깨끗함

12. B에게 중이염을 유발시키는 위험요인은 무엇인가?

____

____

13. 중이염의 위험요인으로 확인될 수 있는 추가적인 과거력에는 어떤 것이 있는가?

____

14. B의 사정 결과, 고막에 대한 추가적인 사정이 요구되는 것은 무엇인가?

____

15. 다음의 간호진단에 대한 근거자료를 제시하시오.

a. 귀의 압박감, 충만감과 관련된 통증

____

____

b. 병리학적 과정과 관련된 감각지각 장애의 위험성(청각)

____

____

c. 체액 결핍의 위험성

____

____

d. 수면 양상의 변화

____

____

16. B에게 내릴 수 있는 추가적 간호진단을 기술하시오.

____

____

17. 섞여 있는 단어의 뜻을 파악하시오. 문단을 구성하기 위해서 동그라미 표시가 되어 있는 단어의 뜻을 파악하시오: 수영하는 사람의 귀 ___________.

1. T S I O I T Ⓔ D I M A
2. G T U S A Ⓡ
3. O S T M D A Ⓘ
4. C S I Ⓝ U
5. L O L M U A S Ⓔ L
6. E P S Ⓐ T S
7. H C E A L Ⓞ C
8. I H Ⓛ E Ⓧ
9. S Ⓘ X Ⓢ O E Ⓣ I O S
10. A L C O H M Ⓣ E S E O A T

이름 : ________________ 날짜 : ________________

과목명 : ________________ 지도교수 : ________________

실습양식: 귀의 사정

대상자: ________________

연령: ________________

성별: ________________

건강력

개인력:

현재 건강상태:

증상 분석(PQRST):

- 청력 상실(hearing loss)
- 현훈(vertigo)
- 이명(tinnitus)
- 귀 분비물(otorrhea)
- 이통(otalgia)

과거력:

- 유아기 질병
- 입원 경험
- 수술
- 심각한 손상/만성 질병
- 예방접종
- 알레르기(음식, 약물 및 환경)
- 약물(처방, 비처방)
- 최근 여행/군복무

가족력:

계통별 문진:

- 전반적 건강상태
- 머리 눈 귀 코 목
- 호흡기계
- 심혈관계
- 소화기계
- 비뇨생식기계
- 근골격계
- 신경계
- 내분비계
- 면역계/혈액계

심리사회적 정보:

- 건강행위와 신념/자가 건강관리 행위
- 일상생활
- 영양 양상(지난 24시간 회상)
- 활동/운동 양상
- 오락, 애완동물, 취미활동
- 수면/휴식 양상
- 개인 습관(담배, 알코올, 카페인, 약물)
- 직업적 건강 양상
- 사회경제적 상태
- 환경적 건강 양상
- 역할, 인간관계, 자아개념
- 문화/종교적 영향
- 가족 역할과 관계
- 성적 양상
- 사회적 지지
- 스트레스와 대처

신체사정

전반적 건강 조사:

- 활력징후
- 키
- 몸무게

신체사정: Head-to-Toe:

- 피부계
- 머리 눈 귀 코 목
- 호흡기계
- 심혈관계
- 복부
- 비뇨생식기계
- 근골격계
- 신경계

■ 귀의 사정

영역/신체사정 기술	사정	정상소견 발달/문화적 고려사항	학생 실습결과
시진	**자세: 앉은 자세, 머리를 움직일 수 없는 영아는 앙와위**		
외이	위치, 모양, 크기, 대칭성, 색, 병변과 분비물 확인(맑은, 혈액성 또는 화농성) **머리 외상 후 이차로 코나 귀에서 맑은 분비물이 흐르면 뇌척수액(CSF)일 수 있음** 배열각도를 확인(**이륜의 제일 윗부분에서 눈의 외안각을 잇는 가상의 선과 귀의 수직선을 그려 확인)**	수직으로 위치하며 <10로 뒤쪽으로 기울여져 있음. 귀는 눈과 대칭적으로 배열되어 있으며, 발적, 병변 또는 분비물이 없음	
촉진	표준주의지침을 지키며 분비물이 있다면 장갑을 착용함		
외이	경도와 압통 및 병변을 확인 **이경 검진 전에는 항상 이주, 이륜, 유양돌기를 촉진** **압통은 감염의 증상일 수 있으며 검진의 과정을 부드럽게 수행해야 함**	이륜은 부드럽고 유연하며, 압통, 결절이나 병변은 없음	
이경 검진	**이도에 잘 맞는 가장 짧은 것과 가장 큰 검경을 사용(4, 5, 6mm, 1/2cm). 대상자의 머리를 검진하고자 하는 귀의 반대편으로 기울임** **성인은 이륜을 후상방으로, 아동은 아래로 잡아당김. 이경을 삽입하기 전에 항상 이도를 관찰** **성인은 1.2cm 삽입하고 아동은 0.6cm 삽입. 이도의 2/3 이상 삽입하여 고막 가까이에서 자극하지 않도록 함** 색, 분비물, 개존, 부종, 병변이나 이물질을 확인 **귀지는 유일한 귀의 분비물임**		

영역/신체사정 기술	사정	정상소견 발달/문화적 고려사항	학생 실습결과
외이도	주요 지표가 되는 위치를 확인(빛 반사 부위, 이완부, 긴장부, 추골과 제) **귀는 거울처럼 광추 삼각 반사가 나타나는데 오른쪽 귀에서는 5시 방향, 왼쪽 귀에서는 7시 방향에서 나타남**	외이도는 밝은 색으로 개존되어 있음. 약간의 노란색의 귀지와 털이 있음. 병변은 없음. 이물질이나 삼출물은 없음 귀지는 인종에 따라 색과 양이 다양함	
고막	고막, 색, 병변, 삼출물 확인. 아동에서 고막의 움직임을 사정. 고막의 움직임을 사정하기 위하여 기송관을 부착하여 사용함 **고막이 정상이라는 확신 없이 절대 이도를 자극하면 안 됨**	고막은 진주빛 회색, 손상이 없으며, 운동성이 있음, 병변이나 삼출물은 없음. 주요 구조가 확인됨. 고막의 부종이나 퇴축 없음	
청력검사	**양쪽 귀를 각각 검사**		
청력	저주파 난청을 사정하기 위하여 속삭임 검사**(대상자의 귀에서 30~60cm 떨어진 거리)** 고주파 난청을 사정하기 위하여 Tick warch 검사 **(귀에서 약 12cm 떨어진 거리)**	청력은 양쪽이 정상	
Weber 검사	골전도를 확인하기 위하여 음차를 이마 가운데 또는 정수리 중앙에 댐 **진동하고 있는 음차의 갈라진 부분을 만지지 않도록 함. 진동이 약해지거나 사라짐**	진동음의 편재화가 나타나지 않음; 양쪽 귀에서 동일하게 들음	
Rinne 검사	공기전도와 골전도를 비교. 진동하는 음차를 유양돌기에 대어 더 이상 음차 진동을 들을 수 없을 때까지 시간을 확인하고 바로 진동하는 음차를 귀 앞으로 옮겨서 더이상 들을 수 없을 때까지 시간을 확인	진동음의 공기전도는 정상적으로 골전도에 비하여 두 배임 AC>BC	
균형			
Romberg 검사	눈을 뜬 상태에서 두 발을 모으고 선 후, 두 눈을 감도록 함	약간의 흔들림과 함께 균형을 유지하는 Romberg 검사는 음성임	

■ 귀의 사정 (계속)

대상자 건강력 결과:

대상자 신체사정 결과:

자료 분류 및 (실제적 또는 잠재적) 간호진단:

이름 : ______________________ 날짜 : ______________

과목명 : ______________________ 지도교수 : ______________

자가평가

귀	예	아니요	추가 실습 필요
1. 귀의 해부학과 생리학 지식을 귀 사정 시 적용하였다.			
2. 성장발달 원칙을 적절하게 귀에 적용하였다.			
3. 귀 사정 수행 시 문화적 다양성을 고려하였다.			
4. 귀 사정 수행 시 필요한 물품을 모두 준비하였다.			
5. 귀의 사정과 관련된 특정 건강력을 수집하였다.			
6. 다음을 포함한 귀 신체사정을 수행하였다. 전반적 조사 및 머리부터 발끝까지 검진 청력 검사 외부구조의 시진 외구조의 촉진 이경 검진			
7. 귀 사정 소견을 기록하였다.			
8. 정상/비정상 소견을 구별하였다.			
9. 적절한 주관적/객관적 자료를 수집하였다.			
10. 실제적/잠재적 건강문제를 구별하고 근거자료와 함께 간호진단을 내렸다.			

Chapter 13

호흡기계 사정

Assessing the Respiratory System

이름 : ____________________ 날짜 : ____________

과목명 : ____________________ 지도교수 : ____________

1. 해부와 생리: 다음 구조를 연결하시오.

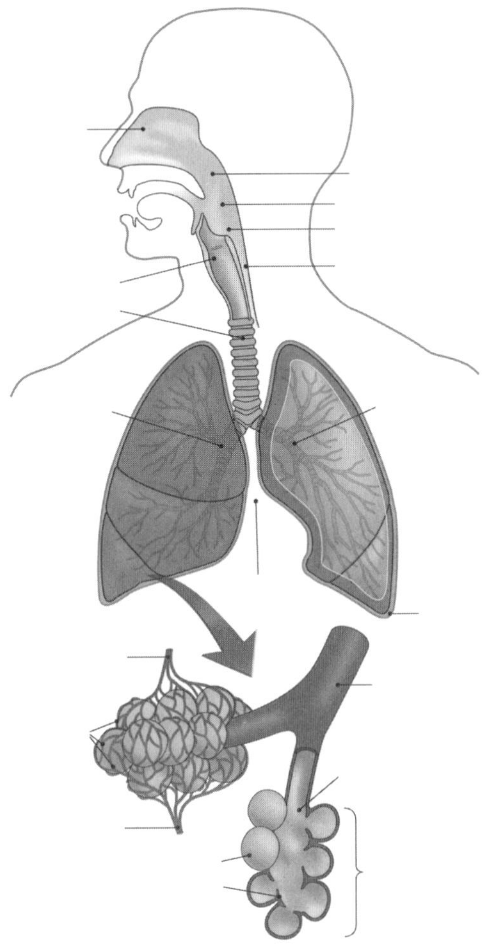

a. 비강(nasal cavity)

b. 비인두(nasopharynx)

c. 구인두(oropharynx)

d. 후두인두(laryngopharynx)

e. 식도(esophagus)

f. 기관(trachea)

g. 후두(larynx)

h. 우측 기관지수상구조(right bronchial tree)

i. 좌측 기관지수상구조(left bronchial tree)

j. 종격(mediastinum)

k. 벽측흉막(parietal pleura)

l. 폐동맥(pulmonary artery)

m. 말단세기관지(terminal bronchiole)

n. 모세혈관(capillaries)

o. 폐정맥(pulmonary vein)

p. 폐포관(alveolar duct)

q. 폐포(alveolus)

r. 허파꽈리사이막(interalveolar septum)

s. 세엽(acinus)

2. 구조에 따른 기능을 알맞게 연결하시오.

구조	기능
1. 비강(nasal cavity)	a. 음식물이 기관으로 들어가는 것을 방지
2. 흉막(pleura)	b. 호흡 시 제일 먼저 사용되는 근육
3. 폐포(alveoli)	c. 공기를 따듯하게 만들고 여과함
4. 횡격막(diaphragm)	d. 성대를 포함
5. 후두개(epiglottis)	e. 폐를 보호하는 막
6. 후두(larynx)	f. 폐의 기능적 단위

3. 호흡음과 설명을 알맞게 연결하시오.

호흡음	설명
1. 폐포음(vesicular)	a. "이"에서 "아"로 변화되어 들리는 비정상음
2. 수포음(crackles)	b. 급성 천식 발작에서 청진되는 높은 음조
3. 기관지음(bronchial)	c. 양측 폐의 종격동 부위에서 청진되는 정상 호흡음
4. 건성수포음(삑삑거림)(rhonchi)	d. 흡기 시 현저하게 청진되는 "딱" 또는 "퍽"소리 울혈성 심부전의 증상
5. 기관지수포음(bronchovesicular)	e. 흡기 시에 청진되는 매우 높은 음. 상부 기도 폐쇄 증상
6. 천명음(삐걱거림)(wheezes)	f. 말하는 소리가 명확하게 전달되는 비정상 유성음
7. 염소울음소리(egophony)	g. 분비물이 많은 상부기도에서 호기시 현저하게 들리는 "그르렁(rattle)" 소리
8. 삐걱거림(stridor)	h. 속삭이는 소리가 명확하게 전달되는 비정상 유성음
9. 속삭임가슴소리 (whispered pectoriloquy)	i. 호기 시보다 흡기 시에 청진되는 정상 호흡음. 기관위에서 들림
10. 기관지성음(bronchophony)	j. 호기보다 흡기 시에 현저하게 청진되는 정상 호흡음. 대부분의 폐영역에서 들림

4. 78세의 뇌졸중(stroke)으로 연하곤란이 있는 T씨는 점심 식사를 하는 도중 질식과 호흡곤란이 발생되어 우중엽의 흡인성 폐렴(aspiration pneumonia)으로 입원하였다. T씨의 연령을 고려하여 호흡기계 건강사정에서 정상적 변화로 확인할 수 있는 것은 무엇인가?

____

5. T씨의 사지는 창백하고 청색이었다. 중심성 청색증(central cyanosis)과 말초성 청색증(peripheral cyanosis)을 어떻게 감별할 수 있는가?

____

6. 청색으로 변화하는 것은 저산소증(hypoxia)의 후기 변화이다. 저산소증에 영향을 미치는 건강사정 결과는 무엇인가?

____

____

7. T씨의 우중엽 폐렴(right middle lobe pneumonia)을 고려하였을 때, 폐 청진 시 예상되는 청진음은 무엇인가?

____

____

8. T씨의 흉곽 후면 청진 시 깨끗한 폐포음이 들렸다. 그녀가 우중엽 폐렴임을 고려하였을 때 이러한 사정 결과의 이유는 무엇인가?

____

____

9. 입원 당시 T씨의 맥박 산소 측정 결과는 87%(정상은 100%)였다. 낮은 산소포화도에 의해서 영향을 받을 수 있는 신경계, 피부계, 심혈관계의 변화는 무엇인가?

____

____

10. 모든 계통은 서로 연관되어 있다. 호흡기계 사정 시 다른 계통과 관련된 검진소견(주관적 혹은 객관적)은 무엇인가?

____

____

이름 : ______________________ 날짜 : ______________

과목명 : ______________________ 지도교수 : ______________

사례연구: A씨

65세 A씨는 폐기종(emphysema)이 악화되어 내원하였다. 그는 10년 동안 투병하며 수차례 병원에 입원하였는데, 최근에 병원에 입원하는 빈도가 증가하였다. 그는 허약하고 마른 외양으로 휴식 시에도 꽈리모양의 입술(pursed-lip breathing)로 가쁘게 호흡을 하고 있다. 함께 방문한 부인은 "또 왔네요."라고 이야기하며 입원을 위한 건강사정을 시작하기 전에 그를 가능한 한 편안하게 할 수 있도록 방으로 안내하여 줄 것을 부탁하였다. A씨가 호흡곤란(respiratory distress)을 호소하여 전체 건강력 작성을 연기하고 주호소를 중심으로 호흡기계 건강사정을 수행하였다.

건강력

주호소:

"숨을 쉴 수가 없고 기침이 나와요"

증상 분석:

P–가쁜 호흡의 증가. 앉은 자세에서 숨쉬기가 나아짐

Q–"충분히 공기를 들이마시기가 어려워요"

R–"기침으로 가슴이 아프고 힘이 없어요"

S–1~10 척도, 10으로 갈수록 악화, 대상자는 +10

T–10년 전에 폐기종 진단 받은 후 점점 악화되면서 휴식 시에도 가쁜 호흡이 나타남

현재 건강상태:

일상생활활동(ADL) 시 숨이 가쁨(grade 3). 최근 마지막 입원한 7개월 전에 대상자의 가쁜 호흡은 가벼운 활동 시 숨이 가쁨(grade 2)이었음. 두 자료는 질병의 변화를 확인할 수 있도록 함

- 활동 시 호흡곤란(dyspnea on exertion, DOE), 기좌호흡(orthopnea). 수면 시 베개를 4개 사용함
- 진하고 냄새나는 누런 색의 다량의 객담이 있는 기침(productive cough). 기침소리는 울혈성이며 갑자기 시작됨. 참고: A씨는 폐기종이 있는데, 폐기종은 점액을 생산하지 않음
- 지난 한 주간 몸무게가 2.2kg 증가함. 발의 부종이 발생함
- 객담을 분비하는 기침이 시작되기 전에 3명의 손자들이 대상자의 집을 방문했는데 그중에서 2명이 감기에 걸려 있었음
- 대상자는 기침으로 가슴의 통증과 피로를 호소함

11. 위의 정보에 기초하여 최근 폐기종을 악화시킨 유발요인은 무엇인가?

____

____

12. 대상자의 몸무게가 2.2kg 증가한 것과 발의 부종이 발생한 원인은 무엇인가?

____

____

전반적 건강상태:

대상자의 상태가 안정되어 전체 건강력을 작성함

과거력:

- 폐기종으로 과거 10년 동안 수차례 입원
- 금년 10월에 감기 예방접종을 받음
- 현재 복용 중인 약물: 기관지 확장제(bronchodilator), 이뇨제(diuretic), 칼륨보조제(potassium supplement), 심장 제제(heart pill)

가족력:

- 아버지가 폐기종으로 사망

심리사회적 정보:

- 영양 양상: 식사하는 것이 힘이 들고 숨이 가쁘기 때문에 식욕이 없음
- 여가/취미: 물고기 기르는 것을 좋아하나 질환으로 어려움이 있음
- 직업적 건강 양상: 트럭 운전기사였으나 폐기종으로 퇴직을 권고 받음. 직업과 관련하여 공기 오염에 노출되었음
- 환경적 건강 양상: 난방은 되나 냉방은 되지 않는 도시에 위치한 2층집. 도시에 거주하므로 공기 오염에 노출됨
- 역할/인간관계: 함께 살고 있는 45세 아내가 일차 지지체계이며 돌봄 제공자임. 대상자의 질병으로 인하여 친구나 다른 가족들과 교류가 활발하지 않음

■ ■ ■ 신체사정

- 전반적 외양: 65세보다 더 나이가 들어 보임. 약하고, 얼굴표정은 피곤하며 약간 불안해 보임. 편안한 자세는 앞으로 구부리는 삼각형 모양 자세
- 활력징후: 체온 37.8℃, 맥박은 98회/분, 규칙적, 호흡수 28회/분, 얕고 호기가 지연됨; 혈압 150/94mmHg, 체중 52kg, 키 173.7cm
- 시진:
  - 의식수준: 명료, 지남력(사람, 장소, 시간, 상황) 있음; 피로
  - 피부: 피부는 잿빛 갈색; 점막은 창백한 회색
  - 머리 눈 귀 코 목: 기관은 중앙에 있음. 꽈리호흡(pursed-lip breathing)을 함. 경정맥 울혈과 목 근육이 비대(hypertrophy)됨
  - 흉곽: 전후경과 좌우경의 비율 1:1. 흉곽이 대칭적으로 확장되나 기저부의 운동이 감소함. 호흡 보조근을 사용함. 피부는 정상. 늑골과 늑간이 두드러지나 퇴축은 없음. 척추의 기형은 없음
  - 사지: 모세혈관 충혈은 6초. 곤봉지 관찰. 손발톱 바닥은 창백한 회색. 하지 부종
- 촉진:
  - 기관은 정중선에 있음
  - 흉곽 압통은 없음
  - 흉곽의 움직임은 하부에서 감소함
  - 폐엽의 상부에서 촉각진동음(tactile fremitus)이 감소함
- 타진:
  - 횡격막의 높이는 흉곽 후면에서 T12
  - 흉곽의 저부에서 과도공명음(hyperresonance); 상엽에서는 둔탁음(dullness)
  - 횡격막 운동. 흡기시와 호기시에 변화가 거의 없음
- 청진:
  - 기저부에서 호흡음이 감소함
  - 폐 영역에서 건성수포음(rhonchi)과 호기 시의 천명음(wheez)이 들림

13. 곤봉지(nail clubbing)가 있는 대상자에게 어떠한 증상과 징후가 있을 것으로 예측할 수 있는가?

____

____

14. A씨의 횡격막이 흡기와 호기 시에 변화 없이 T12의 높이에 있는 이유는 무엇인가?

---

15. A씨의 폐기종 진단을 확인할 수 있는 건강사정 자료는 무엇인가?

---

16. 다음의 간호진단에 대한 근거자료를 제시하시오.

a. 과도한 분비물 및 피로와 관련된 비효과적 기도청결

---

b. 폐포 손상과 관련된 가스교환장애

---

c. 호흡곤란과 관련된 신체요구량보다 적은 영양섭취

---

17. A씨에게 적용할 수 있는 추가적 간호진단을 기술하시오.

---

18. 퍼즐에서 다음의 단어를 찾으시오: alveoli(폐포), asthma(천식), bronchial(기관지), egophony(염소울음소리), lobe(엽), lung(폐), trachea(기관), vesicular(소포), wheeze(천명, 쌕쌕거림)

Y	Y	N	O	H	P	O	L	B	Y
L	L	O	B	E	B	W	H	I	Y
W	U	T	R	A	C	H	E	A	N
I	N	E	O	P	W	E	E	R	O
E	G	O	N	P	H	E	E	A	H
U	L	U	C	G	E	Z	Z	C	P
E	V	W	H	E	E	Z	E	H	O
V	E	S	I	C	U	L	A	R	G
U	T	R	A	S	T	H	M	A	E
A	S	A	L	V	E	O	L	I	B

이름 : ______________________ 날짜 : ______________

과목명 : ______________________ 지도교수 : ______________

실습양식: 호흡기계 사정

대상자: ______________________

연령: ______________________

성별: ______________________

건강력

개인력:

현재 건강상태:

증상 분석(PQRST):

- 기침
- 호흡곤란(숨쉬기가 어려움, 가쁜 호흡)
- 흉통
- 관련 증상(부종과 피로)

과거력:

- 유아기 질병
- 입원 경험
- 수술
- 심각한 손상/만성 질병
- 예방접종
- 알레르기(음식, 약물 및 환경)
- 약물(처방, 비처방)
- 최근 여행/군복무

가족력:

계통별 문진:

- 전반적 건강상태
- 머리 눈 귀 코 목
- 심혈관계
- 소화기계
- 비뇨생식기계
- 근골격계
- 신경계
- 내분비계
- 면역계/혈액계

심리사회적 정보:

- 건강행위와 신념/자가 건강관리 행위
- 일상생활
- 영양 양상(지난 24시간 회상)
- 활동/운동 양상
- 오락, 애완동물, 취미활동
- 수면/휴식 양상
- 개인 습관(담배, 알코올, 카페인, 약물)
- 직업적 건강 양상
- 사회경제적 상태
- 환경적 양상
- 역할, 인간관계, 자아개념
- 문화/종교적 영향
- 가족 역할과 관계
- 성적 양상
- 사회적 지지
- 스트레스와 대처

신체사정

전반적 건강 조사:

- 활력징후
- 키
- 몸무게

신체사정: Head-to-Toe:

- 전반적 건강상태
- 피부계
- 머리 눈 귀 코 목
- 심혈관계
- 복부
- 비뇨생식기계
- 근골격계
- 신경계

■ 호흡기계 사정

영역/신체사정 기술	사정	정상소견 발달/문화적 고려사항	학생 실습결과
시진	**전면/후면/측면** **좌우를 비교하며, 첨부에서 기저부로 진행** **자세: 앉은 자세**		
흉곽	호흡수, 리듬, 깊이, 흉곽 운동의 대칭성을 사정 흉부 전후경과 좌우경의 비율, 늑골각, 척추 변형, 호흡근과 피부 상태를 사정	호흡수는 연령에 따라 다양함. 호흡은 규칙적 리듬과 깊이로 조용하며, 대칭적임 흉부 전후경과 좌우경의 비율은 1:2, 늑골각은 <90, 술통형 흉곽(barrel chest)이나 척추의 변형은 없음 흉곽의 퇴축이나 호흡보조근 사용은 없음. 피부는 정상임 노화에 따라 폐기종이 증가함. 흉부 전후경:좌우경의 비율은 노인에서 1:1로 나타날 수 있음 임신 중 늑골각은 증가함 여성은 흉식호흡을 하고 남성과 영아는 복식호흡을 하는 경향이 있음	
촉진	**전면/후면/측면** **좌우를 비교하며, 첨부에서 기저부로 진행**		
기관	기관의 양 옆에 손가락을 두고 위치를 확인	기관은 중앙선에 있으며 일탈(편위)은 없음	
흉곽	흉곽의 압통, 결절, 염발음(crepitus) 사정 흉곽 저부와 첨부의 비정상적 운동의 감소 사정 촉각진동음(tactile premitus), 횡격막의 높이를 사정, 촉각진동음의 증가와 감소를 확인 **손바닥이나 척골의 표면을 사용함. 대상자는 "하나-하나"를 이야기함**	흉곽 압통, 결절이나 염발음은 없음 흉곽 전면과 후면의 대칭적 확장. 흉곽 확장의 제한이 발견되지 않음 촉각진동음은 전면과 후면에서 대칭적으로 촉진됨	

영역/신체사정 기술	사정	정상소견 발달/문화적 고려사항	학생 실습결과
타진	**간접 타진 사용** **전면/후면/측면** **좌우를 비교하며, 첨부에서 기저부로 진행함**		
흉곽	정상적 흉곽의 타진음을 확인 횡격막 운동을 사정함, 최대 호기 시의 횡격막의 높이를 타진하고 최대 흡기 시의 횡격막의 높이를 타진하여 두 지점의 거리를 측정	흉곽 전면: 좌측 두번째 늑간에서부터 우측 네번째 늑간까지의 공명음 흉곽 측면: 8번째 늑간까지 공명음 흉곽 후면: T10, 흡기시는 T12까지 공명음 횡격막 운동: 양측이 3~6cm	
청진	**청진기의 판형을 이용함.** **대상자에게 천천히, 깊게 입으로 숨을 쉬게 함** **전면/후면/측면** **좌우를 비교하며, 첨부에서 기저부로 진행함**		
호흡음	**한 위치에서 적어도 한 번의 흡기와 호기를 모두 청진** 정상 호흡음, 비정상 호흡음과 우발음(수포음, 건성수포음, 천명음, 늑막마찰음)을 사정. 필요시 비정상 성음을 사정 **호흡음의 흡기/호기, 고조, 강도 및 위치를 고려하여 확인**	모든 폐영역의 청진음은 깨끗함 기관지음은 기도에서 청진됨 기관지폐포음은 전면에서 종격/흉골 위, 후면에서는 견갑골 사이에서 청진됨 폐포음은 대부분의 폐영역에서 청진됨 비정상 호흡음과 우발음이 청진되지 않음 비정상 성음, 염소울음소리, 기관지성음이나 속삭임 가슴소리가 청진되지 않음	

■ 호흡기계 사정 (계속)

대상자 건강력 결과:

대상자 신체사정 결과:

자료 분류 및 (실제적 또는 잠재적) 간호진단:

이름 : ______________________ 날짜 : ______________

과목명 : ______________________ 지도교수 : ______________

자가평가

호흡기계	예	아니요	추가 실습 필요
1. 호흡기계의 해부학과 생리학 지식을 호흡기계 사정 시 적용하였다.			
2. 성장발달 원칙을 적절하게 호흡기계에 적용하였다.			
3. 호흡기계 사정 수행 시 문화적 다양성을 고려하였다.			
4. 호흡기계 사정 수행 시 필요한 물품을 모두 준비하였다.			
5. 호흡기계의 사정과 관련된 특정 건강력을 수집하였다.			
6. 다음을 포함한 호흡기계 신체사정을 수행하였다. 전반적 조사 및 머리부터 발끝까지 검진 시진 촉진 타진 청진			
7. 호흡기계 사정 소견을 기록하였다.			
8. 정상/비정상 소견을 구별하였다.			
9. 적절한 주관적/객관적 자료를 수집하였다.			
10. 실제적/잠재적 건강문제를 구별하고 근거자료와 함께 간호진단을 내렸다.			

Chapter 14

심혈관계 사정

Assessing the Cardiovascular System

이름 : _______________	날짜 : _______________
과목명 : _______________	지도교수 : _______________

1. 해부와 생리: 다음 구조를 명명하시오.

a. 우심방(right atrium)
b. 우심실(right ventricle)
c. 오른쪽 폐동맥(right pulmonary arteries)
d. 오른쪽 폐정맥(right pulmonary veins)
e. 승모판막(mitral(atrioventricular[AV]) valve)
f. 대동맥궁(aortic arch)
g. 대동맥 반월판막(aortic semilunar valve)
h. 폐동맥 반월판막(pulmonary semilunar valve)
i. 흉부대동맥(thoracic aorta)
j. 하대정맥(inferior vena cava)
k. 심실중격(interventricular septum)
l. 심근(myocardium)
m. 심외막(epicardium)
n. 삼첨판막(tricuspid (AV) valve)
o. 상대정맥(superior vena cava)
p. 심외막하 지방과 결체조직(subepicardial fat and connective tissue)
q. 섬유성 심장막(fibrous pericardium)
r. 관상동맥과 정맥(coronary artery and vein)
s. 심외막 또는 장측심(장)막(epicardium or visceral pericardium)
t. 장막 심장막(벽층)(serous pericardium parietal layer)
u. 좌심방(left atrium)
v. 좌심실(left ventricle)
w. 왼쪽 폐동맥(left pulmonary artery)
x. 왼쪽 폐정맥(left pulmonary veins)
y. 심장막(pericardium)
z. 심장막(심낭)공간(pericardial space)
zz. 심내막(endocardium)

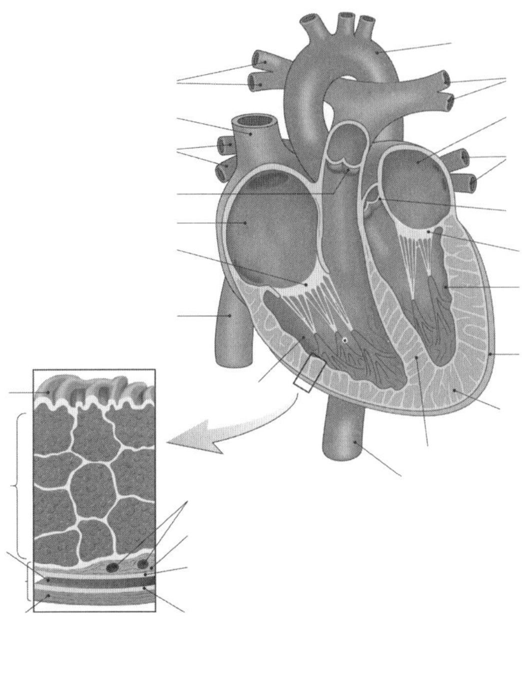

a. 방실결절(AV node)
b. 상대정맥(superior vena cava)
c. 동방결절(sinoatrial node)
d. 푸르킨예섬유(purkinje fibers)
e. 좌심방(left atrium)
f. 우심방(right atrium)
g. 방실다발(히스속)(AV bundle(bundle of His))
h. 우심실(right ventricle)
i. 좌심실(left ventricle)
j. 심근(myocardium)
k. 좌각(왼갈래)(left bundle branch)
l. 우각(오른갈래)(right bundle branch)
m. 바흐만다발(bachmann's bundle)

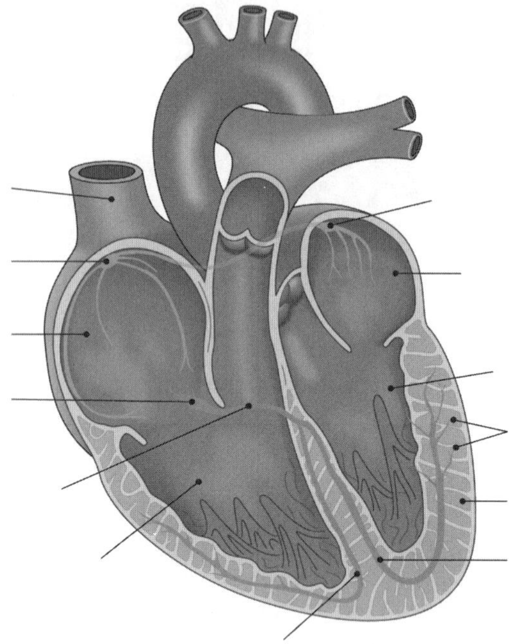

a. 왼쪽 심기저(left base)
b. 심첨(apex)
c. 좌측흉골하부연(left lateral sternal border(LLSB))
d. 업스점(Erb's point)
e. 오른쪽 심기저(right base)
f. 대동맥판막(aortic valve)
g. 승모판막(mitral valve)
h. 삼첨판막(tricuspid valve)
i. 검상돌기(xiphoid)
j. 폐동맥판막(pulmonic valve)

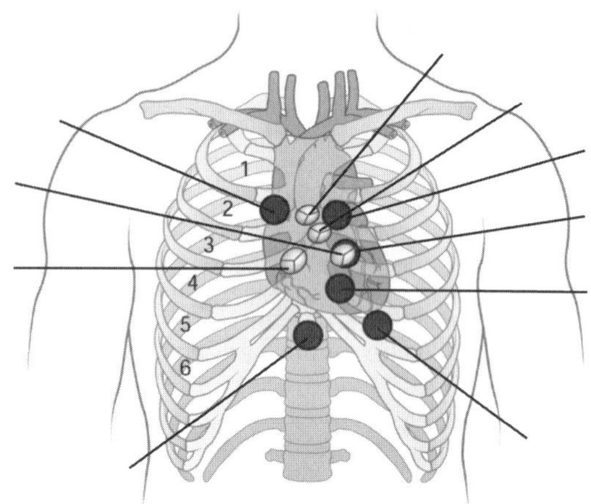

2. 구조에 따른 기능을 알맞게 연결하시오.

구조	기능
1. 심근(myocardium)	a. 우심방과 우심실 사이의 판막
2. 심내막(endocardium)	b. 분당 60~100회 심박수를 뛰게 하는 심박조율기
3. 심장막공간(pericardial space)	c. 체순환계로 혈액을 내보냄
4. 우심방(right atrium)	d. 분당 40~60회 심박수를 뛰게 하는 심박조율기
5. 좌심방(left atrium)	e. 장측막과 벽측막 사이의 공간
6. 동방결절(sinoatrial node)	f. 심장의 근육층
7. 우심실(right ventricle)	g. 심장의 안쪽층
8. 좌심실(left ventricle)	h. 폐순환계로 혈액을 내보냄

9. 삼첨판막(tricuspid valve)	i. 머리의 주요 정맥
10. 경정맥(jugular vein)	j. 머리로 혈액을 공급하는 주요 동맥
11. 대동맥판막(aortic valve)	k. 우심실과 폐동맥 사이의 판막
12. 승모판막(mitral valve)	l. 좌심실과 대동맥 사이의 판막
13. 경동맥(carotid artery)	m. 폐정맥으로부터 산화된 혈액을 받음
14. 폐동맥 판막(pulmonic valve)	n. 좌심방과 좌심실 사이의 판막
15. 방실결절(AV node)	o. 상대정맥과 하대정맥으로부터 혈액을 받음

3. 심음에 대한 올바른 설명을 연결하시오.

심음	**설명**
1. 제1심음(S_1)	a. S_1, S_2, S_3, S_4
2. 제2심음(S_2)	b. 대동맥이나 폐동맥 판막이 열릴 때 나는 고음의 수축기음. 승모판 탈출과 관련됨
3. 제3심음(S_3)	c. 승모판과 삼첨판이 닫힐 때 나는 고음
4. 제4심음(S_4)	d. 혈관 내에서 소용돌이를 형성하여 나는 음
5. 조기 박출 클릭음(ejection click)	e. S_1이 분리되어 들림
6. 개방음(opening snap)	f. S_2가 분리되어 들림
7. 제1심음 분열음(split S_1)	g. 대동맥과 폐동맥 판막이 닫힐 때 나는 고음
8. 제2심음 분열음(split S_2)	h. 이완기 초기에 들리는 저음으로 'distressed' 심장 징후. 울혈성 심부전에서 들림
9. 잡음(murmur)	i. 이완기 후기에 들리는 저음으로 'stressed' 심장 징후. 고혈압에서 종종 들림
10. 네박자 리듬(quadruple rhythm)	j. 승모판이나 삼첨판막이 열릴 때 나는 고음의 수축기음

4. 심첨부를 청진할 때, S_1과 S_2 중에서 더 크게 들리는 심음은 무엇인가? 기저부에서 청진 시에는 어느 음이 더 크게 들리겠는가?

5. 정상적으로 분리되는 S_1과 S_2를 청진할 수 있는 부위는 어디인가?

6. 호흡의 변화에 따라서 S_1 분열음보다 S_2 분열음의 청진이 용이하다. 호흡이 S_2에 미치는 영향은 무엇인가?

7. 55세 S씨는 흉통을 주호소로 응급실에 내원하였다. 입원 당시 활력징후는 혈압 170/118mmHg, 123회/분의 규칙적 맥박, 호흡 24회/분이었다. 피부는 회색빛에 차고 축축하였다. 심장 모니터상에서 ST 분절이 상승된 동성빈맥(sinus tachycardia)이 확인되었다. S씨에게 nitroglycerin이 주입되었다. 빈맥이 있을 때는 S_1과 S_2를 구별하기가 어렵다. 심장주기에서 심음을 구별하는 3가지 방법은 무엇인가?

____

____

8. 고혈압이 있는 S씨에게 나타날 수 있는 심근경색(myocardial infarction)을 고려하여 청진할 수 있는 심음은 무엇이며 그 이유는 무엇인가?

____

____

9. S씨에게 울혈성 심부전이 나타났다면 추가적으로 청진할 수 있는 심음은 무엇이며 그 이유는 무엇인가?

____

____

10. S씨의 경정맥압 사정 시 경동맥 맥박과 경정맥 맥박을 구별하는 4가지 방법은 무엇인가?

____

____

11. 경정맥을 측정하는 데 사용되는 두 지점은 어디인가?

____

____

12. 아래의 심음을 구별하고자 할 때, 심음이 구별되는 심장주기의 지점을 쓰시오. 심장주기에서 수축기 또는 이완기, 심음이 가장 잘 청진되는 영역 및 음의 고저를 기록하시오.

a. 제4심음과 제1심음 분열음 구별

____

b. 조기 박출 클릭음과 제1심음 분열음 구별

____

c. 제3심음과 제2심음 분열음 구별

____

d. 개방음과 제3심음 구별

____

13. S씨가 심근경색으로 입원한 지 3일째 되는 날 심낭염(pericarditis)이 발생하였다. 추가로 청진이 가능한 심음은 무엇이며, 청진상의 특성을 기술하고, 가장 잘 들을 수 있는 영역을 기술하시오.

____

____

14. 승모판 탈출(mitral valve prolapse)의 과거력이 있는 35세 여성인 K씨를 검진 시 잡음(murmur)이 청진되었다. 잡음의 5가지 원인을 기술하시오.

____

____

15. 잡음을 기술할 때 사용하는 5가지 특성은 무엇인가?

____

____

16. 잡음은 원인이 없거나 병리적 상태를 의미할 수 있는데, 잡음을 유발하는 병리학적 특성을 2가지 명명하시오.

____

____

17. 경동맥 잡음(carotid bruits) 청진 시 대상자에게 지시해야 할 사항은 무엇이며, 청진기의 어느 부분으로 청진을 해야 하는가?

____

____

18. 모든 계통은 서로 연관되어 있다. 심혈관계 사정 시 다른 계통과 관련된 검진소견(주관적 혹은 객관적)은 무엇인가?

____

____

이름 : ______________________ 날짜 : ______________

과목명 : ______________________ 지도교수 : ______________

사례연구: B씨

72세 B씨는 흉부의 불편감을 호소하며 응급실에 내원하였다. 흉부의 불편감은 2시간 전부터 발생하였는데, 저녁 식사 후 잠이 들었는데 불편감으로 잠에서 깨었다. 그는 4년 전부터 고혈압 치료를 받고 있었다. 응급실에서 아스피린(aspirin)을 복용하고 nitroglycerin 주입이 시작되었다. 심전도(electrocardiogram, ECG)와 심장효소검사(serum cardiac enzyme test)가 수행된 후 B씨는 심장 전면벽의 심근경색(anterior wall myocardial infarction)으로 진단받은 후 입원하였다. 그는 "내가 죽게 될까요?"라고 물었으며, 그의 상태는 급성기로, 심혈관계를 중심으로 건강사정이 수행되었다.

건강력

주호소:

"가슴통증이 정말 심해요"

증상 분석:

P–저녁 식사 후에 불편감이 시작됨. 통증으로 잠에서 깨어남. 저녁을 과식함. "소화불량이라고 생각해서 소화제를 먹었는데, 나아지지가 않았어요"라고 말함

Q–"내 가슴 위에 뭔가 놓여 있는 것 같이 압력이 느껴져요!"

R–"가슴의 중앙부위, 여기요". 방사 없음. 휴식시 가쁜 호흡

S–10/10

T–"저녁 식사 후 30분 정도 지나서 시작되었어요. 이렇게 소화가 되지 않은 경우는 이전에는 없었어요."

현재 건강상태:

대상자의 상태가 안정화되며 건강력을 모두 작성함

개인력:

- 72세 남성으로 기혼이며 7명의 성장한 자녀가 있음
- 자영업자, 공학학사
- 가톨릭 종교
- 건강의료보험
- 의뢰: 일차의료기관 의사에게 추후 검진
- 자료 출처: 본인과 지인

과거력:

- 과거 심전도상 좌심실 비대가 관찰됨
- 고혈압으로 입원하였음
- 음식, 약물 또는 환경에 대한 알레르기는 없음
- 이전에 약물을 사용하는 데 문제가 없었음
- 처방 약물: enalapril(Vasotec), 5mg/일 2회, 일주일에 한 번씩 소화제를 복용함

가족력:

- 고혈압, 심근경색과 뇌졸중의 가족력이 있음

신체사정

- 전반적 외양: 72세 남성, 불편하여 가슴을 쥐고 똑바로 앉아 있음. 의식은 명료하고 반응은 적절하며, 지남력이 있으나 불안해 함.
- 활력징후: 체온 37.7℃, 맥박 115회/분, 강한 기외맥박(occasional extra beat), 호흡수 28회/분, 얕은 호흡, 키 182cm, 몸무게 124kg
- 피부계: 피부는 정상, 창백/잿빛, 축축하고, 탄력적. 점막은 창백한 회색으로 축축함. 모세혈관 충혈이 지연, 곤봉지는 없음. 피부는 차고, 창백하며, 털이 거의 없는 하지

- 머리 눈 귀 코 목: 안와부종 없음. 노인환이 있음. 안저 검사 시 동맥과 정맥이 엉겨 있음. 안저부종과 출혈 없음. 갑상선은 촉진되지 않음
- 호흡기계: 좌우 기저부에서 수포음이 청진됨. 조심스럽게 호흡하므로 기저부에서 호흡음 청진이 감소됨. 전후경과 좌우경의 비율은 1:2
- 말초혈관: +1 말초 맥박 박동
- 소화기계: 복부는 크고, 원형으로 부드러우며 압통이 없음. 장음은 청진됨. 간비대는 없음. 상복부 박동 양성. 혈관 잡음이나 들림은 없음
- 근골격계/신경계: 신경계는 손상받지 않음. +2 심부건반사(deep tendon reflexes). 근력은 대칭적이며 악력은 정상. 하지 근력은 +4/5

핵심적 신체사정 결과

목 혈관:

- 목의 박동, +2. 규칙적이고 대칭적. 동맥의 경화. 들림이나 혈관 잡음은 없음
- 경정맥 울혈. 30°에서 경정맥압이 >3cm. 비정상 경정맥 역류

전흉부:

- 박동이 심첨의 측면으로 이동함. 최대박동지점(point of maximum impulse)의 진폭이 3cm으로 증가함
- 좌측흉골하부(LLSB)와 기저부에서 약한 박동이 촉진되나 두드러지지 않음
- 들림은 없음. 심장의 경계가 좌측 중앙쇄골선(midclavicular line)의 3번째, 4번째, 5번째 늑간에서 타진됨
- 빠르고 불규칙한 리듬과 함께 심음이 첨부에서는 $S_1>S_2$ 청진되고 기저부에서는 $S_1<S_2$로 청진됨. S_3와 S_4가 청진됨
- S_2 분열음은 없음, 좌측 기저부에서 $S_1<S_2$로 분열음은 없음. 우측 기저부에서 $S_1<S_2$로 S_2가 강함. 잡음은 없음

19. 지속적으로 관찰하며 사정해야 하는 영역은 어느 부분인가?

____

20. 최대박동지점(PMI)의 진폭이 커졌을 때 어떠한 요인에 의하여 영향을 받은 것인가?

____

21. B씨의 신체사정 결과 경정맥의 울혈과 경정맥압이 상승된 이유는 무엇인가?

____

22. 신체사정에서 S_3와 S_4가 청진된 이유는 무엇인가?

____

23. 다음의 간호진단에 대한 근거자료를 제시하시오.

a. 조직의 허혈과 관련된 통증

____

____

b. 죽음의 위협과 관련된 불안

c. 감소된 혈류와 관련된 부적절한 조직 관류

d. 심근수축력 변화와 관련된 심장박출량 감소

24. 위에 제시된 간호진단 중 우선순위가 가장 높은 것은 무엇이며 그 이유는 무엇인가?

25. B씨에게 적용할 수 있는 추가적 간호진단을 기술하시오.

26. 다음의 단어를 찾으시오: aorta(대동맥), artery(동맥), bruit(혈관잡음), carotid(경동맥), heart(심장), heave(들림), mitral(승모판), murmur(잡음), vein(정맥), ventricle(심실)

M	C	A	M	T	Y	L	A	H	E
U	A	R	I	C	L	H	Y	L	A
M	I	T	R	A	L	E	C	M	T
U	B	E	T	R	I	I	B	U	R
R	U	R	A	O	R	T	A	R	I
B	H	Y	U	T	H	H	I	M	V
V	E	O	N	I	T	E	R	U	M
H	A	E	T	D	T	A	T	R	I
A	V	E	I	N	R	R	A	M	E
L	E	Y	P	I	A	T	I	E	V

이름 : ____________________ 날짜 : ____________

과목명 : ____________________ 지도교수 : ____________

실습양식: 심혈관계 사정

대상자: ____________________

연령: ____________________

성별: ____________________

건강력

개인력:

현재 건강상태:

증상 분석(PQRST):

- 흉통(chest pain)
- 호흡곤란(dyspnea)
- 기침(cough)
- 부종(edema)
- 실신(syncope)
- 심계항진(palpitations)
- 피로(fatigue)
- 사지의 변화(extremity changes)

과거력:

- 유아기 질병
- 입원 경험
- 수술
- 심각한 손상/만성 질병
- 예방접종
- 알레르기(음식, 약물 및 환경)
- 약물(처방, 비처방)
- 최근 여행/군복무

가족력:

계통별 문진:

- 전반적 건강상태
- 머리 눈 귀 코 목
- 호흡기계
- 소화기계
- 비뇨생식기계
- 근골격계
- 신경계
- 내분비계
- 면역계/혈액계

심리사회적 정보:

- 건강행위와 신념/자가 건강관리 행위
- 일상생활
- 영양 양상(지난 24시간 회상)
- 활동/운동 양상
- 오락, 애완동물, 취미활동
- 수면/휴식 양상
- 개인 습관(담배, 알코올, 카페인, 약물)
- 직업적 건강 양상
- 사회경제적 상태
- 환경적 건강 양상
- 역할, 인간관계, 자아개념
- 문화/종교적 영향
- 가족 역할과 관계
- 성적 양상
- 사회적 지지
- 스트레스와 대처

신체사정

전반적 건강 조사:

- 활력징후
- 키
- 몸무게

신체사정: Head-to-Toe:

- 피부계
- 머리 눈 귀 코 목
- 호흡기계
- 복부
- 비뇨생식기계
- 근골격계
- 신경계

■ 심혈관계 사정

영역/신체사정 기술	사정	정상소견 발달/문화적 고려사항	학생 실습결과
시진	**자세: 앉은 자세, 앙와위, 좌측위**		
목 혈관 경동맥과 경정맥	경동맥과 경정맥의 맥박을 구별 **경정맥은 쉽게 사라지며, 자세와 호흡에 의하여 영향을 받으며 물결 모양의 파동** 45° 각도, 흉골각에서 대상자의 경정맥압을 측정	경동맥 박동이 관찰됨. 경정맥 울혈은 없음 경정맥압은 45°, 흉골각에서 <3cm 경동맥 박동은 하나의 강한 맥박 경정맥 박동은 여러 개의 물결 모양	
전흉벽	심첨, LLSB, 기저부, 검상돌기 또는 상복부 영역에서 박동을 확인	심첨에서 강한 박동을 확인 마른 성인과 아동은 기저부에서 약한 박동이 확인 약한 상복부 박동이 관찰될 수 있음	
촉진			
목 혈관 경동맥과 경정맥	**경동맥은 좌우를 각각 따로 촉진** 박동수, 리듬, 진폭, 외형, 대칭성, 탄력성, 진전을 확인 **경동맥 진전이 촉진되면 잡음을 청진함** 경정맥을 촉진하고 혈액이 채워지는 방향을 확인 복부경정맥(간경정맥)의 역류 검진	경동맥: 연령에 따른 박동수. 규칙적 리듬, +2 진폭, 운동시는 +3 진폭, 급한 하강이 없는 부드러운 상승. 운동시나 노인에서는 큰 박동의 파형이 보임. 경동맥은 부드럽고 유연함. 노인은 뻣뻣하거나 경화될 수 있음. 진전은 없음 경정맥은 쉽게 사라지며 즉각적으로 채워짐 복부경정맥 역류는 음성	
전흉벽	심첨, LLSB, 기저부, 검상돌기 또는 상복부 영역을 촉진 크기, 지속시간, 진폭을 확인 진전, 들림을 확인 **진전이 촉진되면 잡음을 청진**	최대박동점(PMI)은 심첨에서 1~2cm, 지속시간은 길지 않음. 또는 정상적으로 촉진되지 않을 수 있음 약한 상복부 박동이 있으나 퍼지지는 않음 기저부와 LLSB에서 확인되는 맥박은 없음 마른 성인과 아동에서 작고 지속되지 않는 박동이 기저부와 LLSB에서 촉진될 수 있음 최대박동점(PMI)은 임신 3기 말에 좌측 측면으로 이동할 수 있음 운동 시와 같이 심박출량이 증가한 상태에서는 진폭이 증가함 진전, 들림은 없음	

영역/신체사정 기술	사정	정상소견 발달/문화적 고려사항	학생 실습결과
타진	**간접 타진을 수행**		
전흉벽	전액와선에서 5번째 늑간의 흉골까지 타진	중앙쇄골선에서 좌측흉골경계로 타진 시 3번째, 4번째, 5번째 늑간에서 둔탁음	
청진	**모든 영역에서 청진기의 종형(가볍게 댐)과 판형(밀착함)을 사용하여 청진**		
경동맥	청진기의 종형을 사용하여 혈관잡음을 청진 **경동맥 잡음 청진 시 대상자에게 숨을 참으라고 지시**	경동맥 잡음 음성 경동맥 잡음은 아동과 심박출량이 많은 경우에 정상적으로 나타날 수 있음	
경정맥	청진기의 종형으로 정맥잡음(venous hum)을 청진하는 동안 대상자에게 숨을 참도록 함 **경정맥 잡음을 전달된 경동맥 잡음과 구별하기 위하여, 경정맥 잡음은 경정맥에 압력을 주면 사라진다는 것을 기억해야 함**	경정맥 잡음 음성 경정맥 잡음은 아동에서 정상임	
전흉벽	**앉은 자세, 앙와위, 측위에서 청진**		
첨부: 5번째 늑간, 좌측 중앙쇄골선		첨부: 연령에 따른 박동수, 리듬, 규칙적, 고음, 수축기, 짧게 지속. 3/6 강도, S_1>S_2, 심박출량 증가시 강한 S_1	
LLSB: 4–5번째 늑간, 좌측흉골경계	S_1, S_2, 분리음과 기타 심음(S_3, S_4, 개방음, 박출성 클릭음, 잡음과 심낭 마찰음)을 청진	LLSB: $S_1 \geq S_2$, S_1이 분리될 수 있음	
업스 점: 3번째 늑간, 좌측흉골경계	박동수, 리듬, 고저, 강도, 지속기간, 심장주기상의 지점, 음질, 위치와 방사를 확인	좌측 기저부: S_1<S_2, 흡기시 S_2가 분리됨 우측 기저부: S_1<S_2	
왼쪽 기저부: 2번째 늑간, 좌측흉골경계	**비정상 대동맥 잡음은 업스점(Erb's)에서 들림**	비정상음이 청진되지 않음	
오른쪽 기저부: 2번째 늑간, 우측흉골경계	잡음을 1~6등급 분류		
검상돌기	**이완성 잡음이나 잡음이 >3/6이면 무해함**		

■ 심혈관계 사정 (계속)

대상자 건강력 결과:

대상자 신체사정 결과:

자료 분류 및 (실제적 또는 잠재적) 간호진단:

이름 : ______________________ 날짜 : ______________

과목명 : ______________________ 지도교수 : ______________

자가평가

심혈관계	예	아니요	추가 실습 필요
1. 심혈관계의 해부학과 생리학 지식을 심혈관계 사정 시 적용하였다.			
2. 성장발달 원칙을 적절하게 심혈관계에 적용하였다.			
3. 사정 수행 시 문화적 다양성을 고려하였다.			
4. 심혈관계 사정 수행 시 필요한 물품을 모두 준비하였다.			
5. 심혈관계의 사정과 관련된 특정 건강력을 수집하였다.			
6. 다음을 포함한 심혈관계 신체사정을 수행하였다. 전반적 조사 및 머리부터 발끝까지 검진 시진 촉진 타진 청진			
7. 심혈관계 사정 소견을 기록하였다.			
8. 정상/비정상 소견을 구별하였다.			
9. 적절한 주관적/객관적 자료를 수집하였다.			
10. 실제적/잠재적 건강문제를 구별하고 근거자료와 함께 간호진단을 내렸다.			

Chapter 15

말초혈관계와 림프계 사정

Assessing the Peripheral-Vascular and Lymphatic System

이름 : ______________________ 날짜 : ______________

과목명 : ______________________ 지도교수 : ______________

1. 해부와 생리: 다음 그림의 구조에 명칭을 쓰시오.

a. 측두동맥(temporal)

b. 경동맥(carotid)

c. 상완동맥(brachial)

d. 요골동맥(radial)

e. 척골동맥(ulnar)

f. 슬와동맥(popliteal)

g. 족배동맥(dorsalis pedis)

h. 후경골동맥(posterior tibial)

i. 대퇴동맥(femoral)

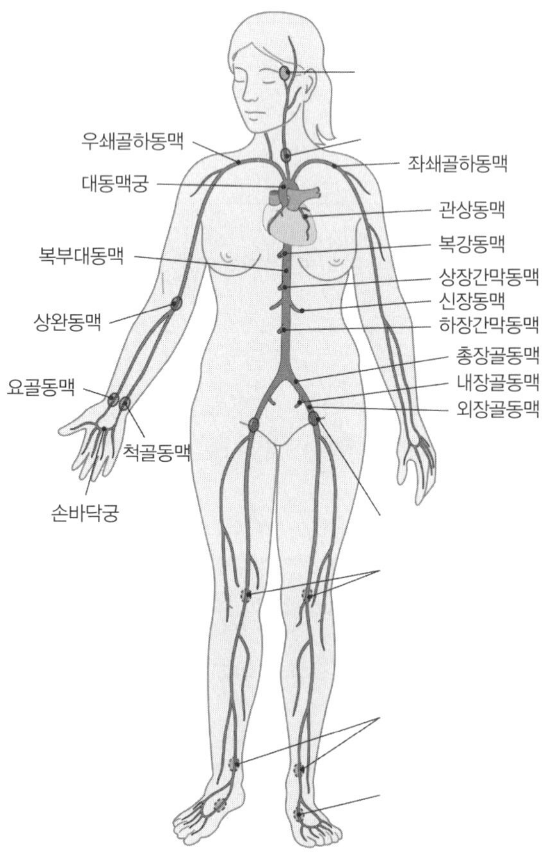

2. 구조에 따른 기능을 알맞게 연결하시오.

구조	기능
1. 경동맥(carotid artery)	a. 구인두에 있는 림프조직
2. 파이어판(peyer's patch)	b. 상지로부터 정맥혈을 배출
3. 경정맥(jugular veins)	c. 뇌로 혈액을 공급
4. 흉선(thymus)	d. 림프구와 단핵구를 생산하는 좌상복부에 있는 기관
5. 비장(spleen)	e. 머리로부터 정맥혈을 배출
6. 쇄골하정맥(subclavian veins)	f. 소장에 있는 림프조직 덩어리
7. 대퇴동맥(femoral artery)	g. 하지로부터 정맥혈을 배출
8. 상완동맥(brachial artery)	h. 하지에 혈액을 공급
9. 편도(tonsils)	i. 상지에 혈액을 공급
10. 대퇴정맥(iliac veins)	j. 흉선에 있는 림프조직으로 T-세포의 분화를 도움

3. 고혈압 센터에서 근무 시 혈압을 측정할 때 청진간극(auscultatory gap)을 피할 수 있는 방법은 무엇인가?

____

____

4. 기립성 저혈압을 측정하기 위해 대상자가 취해야 할 3가지 자세는 무엇인가?

____

____

5. 대상자에게 기립성 저혈압이 있다면, 어떠한 변화가 나타나겠는가?

____

____

6. 당뇨와 말초혈관장애를 가지고 있는 70세 M씨의 맥박 사정 시 확인해야 하는 5가지 특성은 무엇인가?

____

____

7. M씨의 나이를 고려하여, 노화와 관련된 맥박의 정상적 변화로 예상되는 것은 무엇인가?

____

____

8. M씨는 혈관장애와 당뇨로 인하여 발에 궤양이 발생하였다고 호소하였다. 동맥부전(arterial insufficiency)을 정맥부전(venous insufficiency)과 감별한 수 있는 증상은 무엇인가?

____

____

9. M씨의 발에서 순환을 사정하기 위한 추가적 검진으로는 무엇이 있는가?

____

____

10. 림프절 병증(lymphadenopathy)과 관련된 단핵구증(mononucleosis)이 있는 14세 H씨의 림프절 촉진 시 확인해야 하는 특성은 무엇인가?

____

____

11. H씨의 림프절 사정 시 예측되는 결과는 무엇인가?

____

____

12. 림프절은 대상자의 연령에 따라 정상적으로 다양하다. 유아에서 사정할 수 있는 변화와 노인에서 사정할 수 있는 변화는 무엇인가?

____

____

13. 모든 계통은 서로 연관되어 있다. 말초혈관계 및 림프계 사정 시 다른 계통과 관련된 검진소견(주관적 혹은 객관적)은 무엇인가?

____

____

이름 : ______________________ 날짜 : ______________

과목명 : ______________________ 지도교수 : ______________

사례연구: H씨

관상동맥질환, 고혈압과 당뇨의 과거력이 있는 58세 H씨는 왼쪽 다리에 통증, 간헐적 파행증(intermittent claudication)과 두 개의 발가락에 작은 개방성 궤양으로 입원하였다. 그는 건강한 생활습관을 유지하기 위해 열심히 노력해서 정말 건강하게 지내왔다고 하였다. 흉통은 없었으며, 집에서 혈압과 혈당을 주기적으로 체크하였다고 한다.

도움말: 파행증(claudication) 단독으로는 사지의 상실을 초래하지 않으며, 생활습관 교정을 통하여 증상은 동일하게 유지되거나 80% 대상자에서 호전됨

건강력

주호소:

"왼쪽 다리가 아파요. 발가락에 낫지 않는 궤양이 두 개 있어요."

증상 분석:

P–통증은 언덕이나 계단을 오를 때 발생하며 걷는 것을 멈추면 사라진다고 말함. 통증을 완화하기 위하여 약물을 복용하지는 않음

Q–통증은 조이는 듯한 압력과 같으며 때때로 경련과 같이 날카로운 감각이라고 기술함. 몇 달 전까지 통증은 가끔씩 발생되었는데, 현재는 매일 발생되며 조금만 걸어도 아프다고 함. 통증이 직장생활에 영향을 미침

R–통증은 좌우 종아리, 대퇴와 둔부의 근육에서 발생하는데, 왼쪽이 오른쪽보다 더 심함. 대상자는 왼쪽 엄지발가락에 작은 궤양이 있다고 말함

T–지난 6개월 동안 점차 걷기가 어려워짐. 통증은 45m나 10분 정도 걷기 후 시작되어 걸음을 멈추게 됨

현재 건강상태:

- 간헐적 파행증: 최근 6개월 동안 점차적으로 악화되며 왼쪽 다리가 더 아픔
- 고혈압: 대상자는 혈압을 조절하기 위하여 안지오텐신 전환효소억제제(ACE Inhibitor)를 복용하고 있으며 집에서 일주일에 2~3회 자가 측정함. 평소 혈압은 150–160/90mmHg
- 당뇨: 대상자는 10년 전에 당뇨 진단을 받아 구강으로 혈당조절제제를 2회/일 복용하고 있으며 식이조절을 하고 있음. 평소 아침 식전 공복시 혈당은 150–160mg/dL
- 심혈관질환: 대상자는 몇 년 전에 흉통을 경험하고 협심증으로 진단받음. 흉통이 발생되면 설하용 니트로글리세린을 복용하며, 아스피린을 매일 복용함. 최근 1년간 니트로글리세린의 복용이 필요한 경우는 없었음
- 흡연: 30년간 하루에 2갑씩 흡연함. 흉통 경험 후 금연을 여러 번 시도하였으나 하루에 1갑으로 줄이는 정도에 그침

가족력:

- 아버지는 57세에 급성 심근경색으로 사망함
- 어머니는 살아계시나 62세에 뇌졸중이 발병했으며, 15년 전에 당뇨 진단을 받음

심리사회적 정보:

- 영양 양상: 처음 당뇨 진단을 받은 후 처방받은 식단을 따르기 위해 매우 노력함. 건강하게 먹는 것은 매우 힘들며 최근에 식단을 실천하지 못했음을 인정함. 최근 혈당수치가 높게 나타남. H씨의 부인은 그의 식단을 보며 투덜대고 있음
- 여가/취미: 취미생활을 하기에 너무 바쁨. 퇴근 후 저녁을 먹고 TV를 시청함
- 직업적 건강 양상: H씨는 제약회사의 판매원으로 원거리 출장 빈도가 높음
- 환경적 건강 양상: 중앙 난방과 냉방이 되는 교외의 전원주택에 거주
- 역할/대인관계: 부인과 함께 살고 있으며, 대학에 다니는 두 아들이 있는데, 여름방학이나 휴일에 집에 옴. H씨 부부는 영화를 보거나 친구들과 저녁식사하는 것을 즐기며, 날씨가 좋은 날에는 오래 걸으며 산책을 하였으나 H씨의 다리 문제로 최근에는 이러한 활동이 어려워짐

14. H씨의 건강력을 근거로 혈관질환의 위험요인을 규명하시오.

____

____

■ ■ ■ 신체사정

- 전반적 외양: 영양상태 좋음. 긴장하고 있음. 약간 불안함
- 활력징후: 열은 없음. 맥박 98회/분, 규칙적. 호흡수 16회/분, 혈압 150/96mmHg, 몸무게 90.7kg (과체중), 키 179.8cm, 체질량지수(BMI) 29
- 시진:
  - 머리와 목: 경정맥확장 없음
  - 상지: 피부색은 균일. 모세혈관 재충만 3초. 부종이나 병변 없음
  - 복부: 가시적 박동 없음
  - 하지: 거상하고 있는 다리는 창백하며 압력이 가해지는 부분은 어두운 붉은 색. 왼쪽 다리가 심함
  - 얇고 밝은 피부
  - 털은 부분적으로 감소
  - 정맥류 없음
  - 부종 없음
  - 두꺼운 손발톱
  - 2×2cm 크기의 엄지발가락 측면 궤양
- 촉진:
  - 머리와 목: 좌우 측두동맥과 경동맥 +2
  - 상지: 상완, 요골맥박과 척골 맥박의 촉지가 용이 (+2). Allen 검사 정상
  - 복부: 비정상적인 박동성 결절 없음
  - 하지 좌우 대퇴맥박과 슬와맥박의 촉지가 용이 (+2)
  - 족배맥박과 후경골맥박은 없음
  - 다리와 발은 차가움. 특히 왼쪽 하지
  - 종아리 둘레: 왼쪽 20cm, 오른쪽 20.5cm
- 청진:
  - 머리와 목: 경동맥 잡음 없음
  - 상지: 혈압 오른쪽 상지 156/96mmHg, 왼쪽 상지 158/94mmHg
  - 복부: 혈관음은 청진되지 않음

15. 동맥부전(arterial insufficiency)을 나타내는 사정 소견은 무엇인가?

____

____

16. H씨의 하지 순환을 평가하기 위해 추가적으로 사정해야 하는 검사는 무엇인가?

____

17. H씨의 발가락 병변을 치료하기 전에 하지의 혈류를 확인하는 것이 선행되어야 하는 이유는 무엇인가?

____

____

18. 다음의 간호진단에 대한 근거자료를 제시하시오.

a. 허혈과 관련된 통증

____

b. 동맥혈류 감소와 관련된 조직관류의 변화

____

c. 말초관류 감소와 관련된 피부통합성의 장애

____

19. H씨에게 적용할 수 있는 추가적 간호진단을 기술하시오.

____

____

20. H씨에게 교육해야 할 건강증진 주제는 무엇인가?

____

21. H씨를 위한 걷기 프로그램을 계획하여 보시오.

____

____

22. 말초동맥 폐쇄질환이 있는 대상자에게 다리와 발 간호를 교육하는 것은 매우 중요하다. H씨를 위한 교육안 작성 시 포함되어야 하는 주요 내용을 나열하시오.

____

____

23. 섞여 있는 단어의 뜻을 파악하시오. 문단을 구성하기 위해서 동그라미 표시가 되어 있는 단어의 뜻을 파악하시오: 동맥을 청진하는 것은 ________을 확인하기 위한 것이다.

1. A H I C A Ⓑ L R
2. F O K K O R O F Ⓣ
3. G E R B E Ⓡ U E D S I S A E
4. Y A N R D Ⓤ A S S E D I S A E
5. N A M S O H G N S Ⓘ
6. L E L N A E S T T
7. O P I L E T P L A
8. R F O L A M E
9. I N E V
10. T E R A Y R

이름 : ______________________ 날짜 : ______________

과목명 : ______________________ 지도교수 : ______________________

실습양식: 말초혈관계와 림프계 사정

대상자: ______________________

연령: ______________________

성별: ______________________

건강력

개인력:

현재 건강상태:

증상 분석(PQRST):

- 부종
- 사지의 통증
- 감각의 변화
- 피로

과거력:

- 유아기 질병
- 입원 경험
- 수술
- 심각한 손상/만성 질병
- 예방접종
- 알레르기(음식, 약물 및 환경)
- 약물(처방, 비처방)
- 최근 여행/군복무

가족력:

계통별 문진:

- 전반적 건강상태
- 머리 눈 귀 코 목
- 피부계
- 호흡기계
- 심혈관계
- 소화기계
- 비뇨생식기계
- 근골격계
- 신경계
- 내분비계
- 면역계/혈액계

심리사회적 정보:

- 건강행위와 신념/자가 건강관리 행위
- 일상생활
- 영양 양상(지난 24시간 회상)
- 활동/운동 양상
- 오락, 애완동물, 취미활동
- 수면/휴식 양상
- 개인 습관(담배, 알코올, 카페인, 약물)
- 직업적 건강 양상
- 사회경제적 상태
- 환경적 건강 양상
- 역할, 인간관계, 자아개념
- 문화/종교적 영향
- 가족 역할과 관계
- 성적 양상
- 사회적 지지
- 스트레스와 대처

신체사정

전반적 건강 조사:

- 활력징후
- 키
- 몸무게

신체사정: Head-to-Toe:

- 전반적 건강상태
- 피부계
- 머리 눈 귀 코 목
- 호흡기계
- 복부
- 비뇨생식기계
- 신경계

■ 말초혈관계와 림프계 사정

영역/신체사정 기술	사정	정상소견 발달/문화적 고려사항	학생 실습결과
시진	자세: 앙와위와 앉은 자세		
상지	색, 부종, 홍반, 붉은색 줄무늬, 병변과 모세혈관 재충만 확인 **의존성 부종을 확인. 부종 시 매일 체중을 측정. 부종의 정도를 +1에서 +4로 기록**	피부색은 균일. 부종, 붉은 줄무늬, 홍반이나 병변 없음	
복부	형태, 동맥 박동, 증가된 정맥 흐름, 복수를 확인 **복수 형성 시 체액파동(fluid wave)이나 이동 둔탁음(shifting dullness)을 검사** **크고 광범위한 박동 시 복부촉진을 수행하지 않음**	복부는 편평하거나 약간 오목함. 증가된 정맥 흐름이나 복수 없음 중앙 상복에서 약한 동맥 박동을 확인	
하지	색, 피부상태, 털의 분포, 정맥류, 부종, 홍반, 붉은색 줄무늬와 병변을 관찰 부종시 종아리 둘레를 측정 **정맥류가 있다면, 트렌델렌버그 검사 또는 수동 압박 검사를 수행하여 정맥판막기능을 확인**	하지의 털은 고르게 분포함. 피부색은 균일. 부종, 정맥류, 홍반, 붉은 줄무늬, 병변 없음	
맥박: 경동맥 측두동맥 상완동맥 요골동맥 척골동맥 대퇴동맥 슬와동맥 족배동맥 후경골동맥	**손가락 끝으로 가볍게 촉진** 맥박수, 리듬, 동질성, 진폭, 탄력성과 진전(thrill) 확인 진폭 측정 0=없음. 촉진되지 않음 1=감소되어 있음 3=증가되어 있음 4=도약되어 있음 **진전이 있다면, 혈관잡음을 청진** 필요시 손의 동맥 흐름을 사정하기 위하여 Allen 검사를 수행, 다리의 동맥 흐름을 사정하는 말목-상완 지수 ABI를 측정 혈전이나 혈전성 정맥염(thrombophlebitis)이 의심되면 호만스 징후(Homans' sign)를 검사 모세혈관 재충만과 피부 온도를 사정	맥박수는 연령에 따라 다양, 규칙적, 동일성, +2, 동맥은 부드러우며 유연. 진전 없음 호만스 징후 음성 **맥박 진폭을 기록** **모세혈관 재충만 양성 <3초. 사지는 좌우가 따듯함**	

영역/신체사정 기술	**사정**	**정상소견 발달/문화적 고려사항**	**학생 실습결과**
림프절: 경부림프절 액와림프절 내측상과림프절 서혜림프절 (수평과 수직) 슬와림프절	크기, 모양, 대칭, 압통, 움직임, 경도, 특성, 위치, 발적, 열감 확인	림프절은 촉진되지 않음. 림프절이 촉진된다면, 정상은 <1cm. 압통이 없음. 원형. 명확한 경계. 움직임, 발적, 열감은 없음	
청진	**청진기 사용**		
동맥	혈관잡음 청진	혈관잡음 없음	
혈압	앙와위, 앉은 자세와 선 자세로 좌우 팔에서 혈압 측정 **상완동맥을 촉진하고 맥박이 사라질 때까지 커프를 팽창시킨 후 맥박이 사라진 시점에서 30mmHg 더 팽창시켜서 청진간극(auscultatory gap)을 피함** 기립성 저혈압을 확인(**맥박은 증가하며 수축기 혈압은 10~15mmHg 감소)** 맥압 확인(**수축기 혈압과 이완기 혈압의 차이)**	정상혈압은 나이에 따라 다양 성인: 수축기<140mmHg, 이완기 <90mmmHg **맥압은 수축기압의 1/3 정도** 기립성 저혈압 없음 **코로트코프음의 1, 4(첫 번째 이완기)와 5를 모두 기록함**	

■ 말초혈관계와 림프계 사정 (계속)

대상자 건강력 결과:

대상자 신체사정 결과:

자료 분류 및 (실제적 또는 잠재적) 간호진단:

이름 : ______________________	날짜 : ______________
과목명 : ______________________	지도교수 : ______________

자가평가

말초혈관계 및 림프계	예	아니요	추가 실습 필요
1. 말초혈관계 및 림프계의 해부학과 생리학 지식을 말초혈관계 및 림프계 사정 시 적용하였다.			
2. 성장발달 원칙을 적절하게 말초혈관계 및 림프계에 적용하였다.			
3. 사정 수행 시 문화적 다양성을 고려하였다.			
4. 말초혈관계 및 림프계 사정 수행 시 필요한 물품을 모두 준비하였다.			
5. 말초혈관계 및 림프계의 사정과 관련된 특정 건강력을 수집하였다.			
6. 다음을 포함한 말초혈관계 및 림프계 신체사정을 수행하였다. 전반적 조사 및 머리부터 발끝까지 검진 시진 촉진 청진			
7. 말초혈관계 및 림프계 사정 소견을 기록하였다.			
8. 정상/비정상 소견을 구별하였다.			
9. 적절한 주관적/객관적 자료를 수집하였다.			
10. 실제적/잠재적 건강문제를 구별하고 근거자료와 함께 간호진단을 내렸다.			

Chapter 16

유방 사정

Assessing the Breasts

이름 : ______________________ 날짜 : ______________

과목명 : ______________________ 지도교수 : ______________

1. 해부와 생리: 다음 구조를 연결하시오.

a. 유두(nipple)
b. 스펜스 꼬리(tail of Spence)
c. 4분면(quadrants)
d. 내측 상부(upper inner)
e. 외측 상부(upper outer)
f. 외측 하부(lower outer)
g. 내측 하부(lower inner)
h. 몽고메리샘(Montgomery's glands)
i. 유륜(areola)

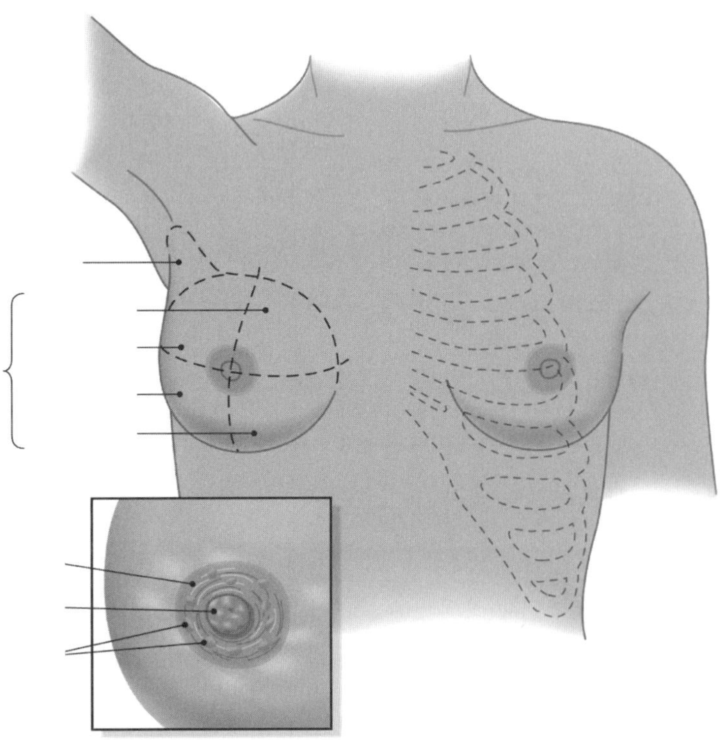

a. 대흉근(pectoralis major muscle)
b. 전방거근(serratus anterior muscle)
c. 지방조직(adipose tissue)
d. 쿠퍼 인대(Cooper's ligament)
e. 엽(lobe)
f. 소엽(lobule)
g. 유관(lactiferous duct)

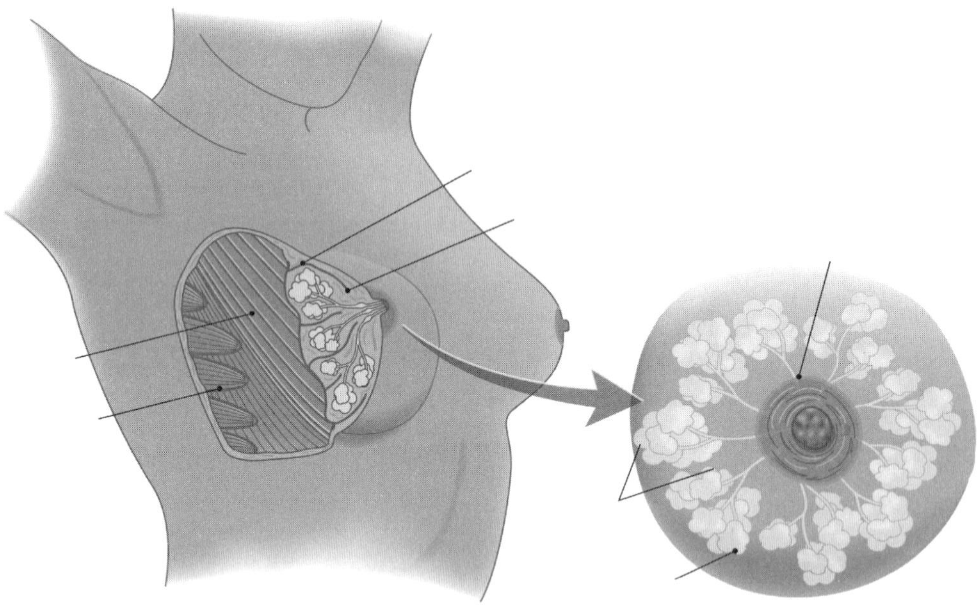

2. 구조에 따른 기능을 알맞게 연결하시오.

구조	기능
1. 세엽(acini)	a. 가슴 지지
2. 유관(lactiferous ducts)	b. 피지선
3. 몽고메리결절(Montgomery's tubercles)	c. 유즙 생산
4. 유륜(areola)	d. 샘에서 유즙 이동
5. 쿠퍼 인대(Cooper's ligament)	e. 유두 주위의 어두운 색 조직

3. 40세 P씨는 유방정기검진을 위하여 내원하였다. 위험요인을 확인하기 위한 3가지 질문을 구성하시오.

____

____

____

4. P씨에게 유방자가검진(BSE) 방법에 대하여 교육 시 유방자가검진을 수행할 가장 적절한 시기는 언제라고 설명하겠는가?

____

5. 유방 시진을 위한 4가지 자세를 기술하시오.

____

____

6. P씨의 왼쪽 가슴에서 1cm의 결절이 확인되었다. 결절의 특성 기술 시 포함해야 하는 것은 무엇인가?

____

____

7. 유방 결절이 악성이라면 예측되는 사정 결과는 무엇인가?

____

____

8. 림프절 비대가 촉진되었다면, 다음 림프절이 촉진되는 위치를 올바르게 연결하시오.

림프	**위치**
1. 중앙	a. 상완골의 안쪽 측면
2. 앞	b. 견갑골하
3. 측면	c. 액와 상부
4. 뒤	d. 전흉벽

9. 모든 계통은 서로 연관되어 있다. 유방 사정 시 다른 계통과 관련된 검진소견(주관적 혹은 객관적)은 무엇인가?

____

____

____

이름 : ______________________ 날짜 : ______________

과목명 : ______________ 지도교수 : ______________

사례연구: M씨

45세 M씨는 악성으로 의심되는 유방 결절의 종괴절제술(lumpectomy)이 예정되어 있다. 그녀는 결혼하여 12세, 14세의 두 자녀가 있으며 예술가로 일하고 있다. 그녀는 지지적인 남편과 함께 있다. M씨는 2주 전에 유방자가검진(BSE)을 수행하던 중 유방 결절을 확인하였다. 그녀는 불안으로 눈물을 글썽이며 "암일 것 같아서 두려워요"라고 말하였다.

건강력

현재 건강상태:

유방자가검진 시 유방 결절 확인

과거력:

- 유방 질환, 자궁, 난소 및 대장암의 과거력 없음
- 11세에 초경
- 임신 및 출산 2회

가족력:

- 어머니, 이모가 유방암

신체사정

- 4cm의 압통이 없고, 불규칙적이며, 단단하고, 움직이지 않는 유방 결절
- 불안, 예민함, 눈물을 흘림

10. M씨의 사정 결과 유방암의 위험요인은 무엇인가?

____

____

11. M씨의 사정 결과에 기초하여 추가로 사정해야 할 영역은 무엇인가?

____

12. 다음의 간호진단에 대한 근거자료를 제시하시오.

a. 외과적 절개와 관련된 통증의 위험성

____

b. 암진단의 가능성과 관련된 두려움

____

c. 신체 일부분 상실과 관련된 신체상 장애의 위험성

____

13. M씨에게 적용할 수 있는 추가적 간호진단을 기술하시오.

____

____.

14. 섞여 있는 단어의 뜻을 파악하시오. 문단을 구성하기 위해서 동그라미 표시가 되어 있는 단어의 뜻을 파악하시오: 여성의 유방암은 ________________ 부분에서 가장 많이 발생한다.

1. S G T (E) P A
2. T (A) S M (T) S I I
3. (F) A M B E N R (O) O D I A
4. O A (E) A R L
5. (P) N (I) E L P
6. I I N (C) A
7. C O A M Y G (N) T (S) E A I

이름 : ____________ 날짜 : ____________

과목명 : ____________ 지도교수 : ____________

실습양식: 유방 사정

대상자: ____________

연령: ____________

성별: ____________

건강력

개인력:

현재 건강상태:

증상 분석(PQRST):

- 종괴 또는 결절
- 통증 또는 압통
- 유두 분비물

과거력:

- 유아기 질병
- 입원 경험
- 수술
- 심각한 손상/만성 질병
- 예방접종
- 알레르기(음식, 약물 및 환경)
- 약물(처방, 비처방)
- 최근 여행/군복무

가족력:

계통별 문진:

- 전반적 건강상태
- 머리 눈 귀 코 목
- 호흡기계
- 심혈관계
- 소화기계
- 비뇨생식기계
- 근골격계
- 신경계
- 내분비계
- 면역계/혈액계

심리사회적 정보:

- 건강행위와 신념/자가 건강관리 행위
- 일상생활
- 영양 양상 (지난 24시간 회상)
- 활동/운동 양상
- 오락, 애완동물, 취미활동
- 수면/휴식 양상
- 개인 습관 (담배, 알코올, 카페인, 약물)
- 직업적 건강 양상
- 사회경제적 상태
- 환경적 건강 양상
- 역할, 인간관계, 자아개념
- 문화/종교적 영향
- 가족 역할과 관계
- 성적 양상
- 사회적 지지
- 스트레스와 대처

신체사정

전반적 건강 조사:

- 활력징후
- 키
- 몸무게

신체사정: Head-to-Toe:

- 피부계
- 머리 눈 귀 코 목
- 호흡기계
- 심혈관계
- 복부
- 비뇨생식기계
- 근골격계
- 신경계

■ 유방 사정

영역/신체사정 기술	사정	정상소견 발달/문화적 고려사항	학생 실습결과
시진	**자세: 팔을 양옆에 두고, 팔을 머리 위에 두고, 손을 엉덩이 위에 두고, 앞으로 기대어 앉은 자세 또는 어깨 밑에 베개를 받치고 바로 누운 자세**		
유방	크기, 모양, 대칭성, 색을 사정. 관찰되는 결절, 병변, 부종과 혈관 양상을 확인 **대상자의 엉덩이 위에 손을 얹거나 두 손을 잡고 누르는 자세를 취하여 함몰이나 퇴축을 확인** 대상자가 주로 사용하는 쪽(오른손잡이는 오른쪽)을 관찰	소엽의, 대칭적이고, 피부와 균일한 색의 유방 결절, 병변, 부종, 함몰, 퇴축, 주황색 변형 없음 약간의 비대칭은 정상 청소년기 여아는 사춘기 동안 유방이 비대칭일 수 있음. 청소년기 남아는 여성형 유방(gynecomastia)이 나타날 수 있음. 임신기 동안 유방 확대, 혈관 양상 증가 및 유륜과 유두의 어두운 착색이 나타남. 폐경 이후에는 탄력도가 감소하고 처짐	
유두와 유륜	색, 모양, 대칭성, 함몰/돌출, 분비물, 결절, 병변, 유두의 방향을 확인 추가적인 유두 시진	유두와 유륜은 대칭적, 원형, 유방 조직보다 어두운 색. 피부색이 밝으면 밝고, 어두우면 어두움. 결절, 병변, 분비물 없음 임신이나 모유수유 기간에 자연적 분비물은 정상. 일반적으로 측면이나 상부를 향하는 대칭적 유두 방향. 유두는 돌출, 평평 또는 함몰되어 있으며 대칭적. 추가적 유두는 발견되지 않음	
액와	색, 병변, 결절과 털의 분포를 확인	피부는 정상, 병변이나 발진은 없음. 털은 대상자의 나이와 성별에 따라 적절함	

영역/신체사정 기술	사정	정상소견 발달/문화적 고려사항	학생 실습결과
촉진	**가운데 세 손가락 끝을 사용하여 가벼운, 중간 정도의, 심부 촉진을 작은 원을 그리듯 수행**		
유방	**쇄골에서 6~7번째 늑간까지, 흉골에서 중앙액와선까지 촉진. 수직검진, 수레바퀴법, 동심원법을 사용** 결, 경도, 압통, 결절을 확인	유방 경도는 여성의 발달단계에 따라 차이가 있음 폐경 전 유방은 단단하고 탄력적. 임신과 수유 중에는 단단하고 딱딱함. 폐경 유방의 경도와 탄력성은 감소 압통은 없으나 월경전에는 단단해짐	
유두와 유륜	탄력성, 분비물, 압통을 확인 **임신이나 모유수유와 관련이 없는 분비물은 비정상이며 추후 관찰이 요구됨**	결절이나 병변 없음 유두는 탄력적, 압통이 없음, 분비물 및 유두에 압력을 가했을 때 흰색의 지방성 분비물 없음 임신이나 모유수유 여성은 유즙이 분비될 수 있음	
액와 및 쇄골 림프절 중심액와 전액와 후액와 외측 활차상박 쇄골상 쇄골하	촉진 가능한 림프절, 위치, 압통, 크기, 모양, 경도, 운동성, 경계, 발열을 확인	림프절은 촉진되지 않으며 압통 없음	

■ 유방 사정 (계속)

대상자 건강력 결과:

대상자 신체사정 결과:

자료 분류 및 (실제적 또는 잠재적) 간호진단:

이름 : ______________________ 날짜 : ______________

과목명 : ______________________ 지도교수 : ______________

자가평가

유방	예	아니요	추가 실습이 요구됨
1. 유방의 해부학과 생리학 지식을 유방 사정 시 적용하였다.			
2. 성장발달 원칙을 적절하게 유방에 적용하였다.			
3. 사정 수행 시 문화적 다양성을 고려하였다.			
4. 유방 사정 수행 시 필요한 물품을 모두 준비하였다.			
5. 유방의 사정과 관련된 특정 건강력을 수집하였다.			
6. 다음을 포함한 유방 신체사정을 수행하였다. 전반적 조사 및 머리부터 발끝까지 검진 시진 촉진			
7. 유방 사정 소견을 기록하였다.			
8. 정상/비정상 소견을 구별하였다.			
9. 적절한 주관적/객관적 자료를 수집하였다.			
10. 실제적/잠재적 건강문제를 구별하고 근거자료와 함께 간호진단을 내렸다.			

Chapter 17

복부 사정
Assessing the Abdomen

이름 : ________________ 날짜 : ________________

과목명 : ________________ 지도교수 : ________________

1. 해부와 생리: 다음 구조를 적절히 연결하시오.

a. 간(liver)

b. 담낭(gallbladder)

c. 소장(small intestine)

d. 상행결장(ascending colon)

e. 횡행결장(transverse colon)

f. 하행결장(descending colon)

g. 위(stomach)

h. 충수(appendix)

i. 방광(urinary bladder)

j. 비장(spleen)

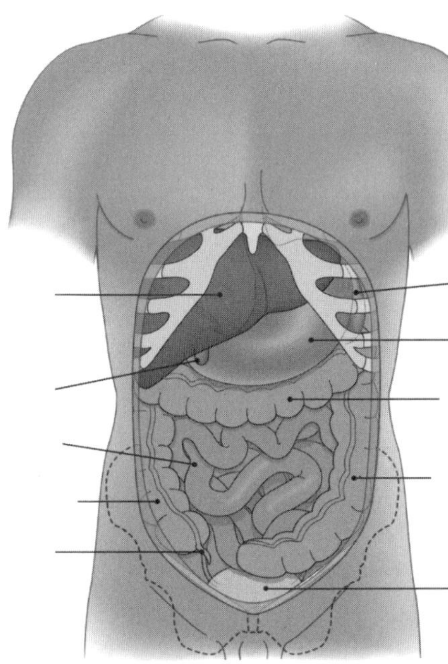

2. 구조에 따른 기능을 알맞게 연결하시오.

구조	기능
1. 식도(esophagus)	a. 일차적 소화부위
2. 췌장(pancreas)	b. 입에서 위로 음식물을 전달하는 근육성 관
3. 소장(small intestines)	c. 담즙 저장
4. 담낭(gallbladder)	d. 인슐린, 글루카곤과 소화효소를 분비
5. 충수(appendix)	e. 소장과 대장을 연결
6. 회맹판(ileocecal valve)	f. 일반적으로 염증이 잘 발생함
7. 간(liver)	g. 물의 재흡수
8. 대장(large intestines)	h. 타액과 아밀라아제 분비
9. 위(stomach)	i. 음식물을 섞고 내인자와 위산을 분비
10. 타액선(salivary glands)	j. 일차적 기능은 대사와 해독

3. 다음 구조의 위치를 복부 사분위를 사용하여 기술하시오.

- 간(liver) ______________________________
- 담낭(gallbladder) ______________________________
- 췌장(pancreas) ______________________________
- 위(stomach) ______________________________
- 비장(spleen) ______________________________
- 맹장(cecum) ______________________________
- 충수(appendix) ______________________________
- S상결장(sigmoid colon) ______________________________
- 횡행결장(transverse colon) ______________________________
- 상행결장(ascending colon) ______________________________
- 하행결장(descending colon) ______________________________

4. 다음의 원발성 통증이 방사되는 부위와 알맞게 연결하시오.

통증 원인	방사영역
1. 비장 파열	a. 견갑
2. 담당염	b. 옆구리와 대퇴
3. 복부대동맥류	c. 어깨
4. 초기 충수돌기염	d. 요부
5. 신장 문제	e. 제(배꼽)부

5. 63세 W씨는 3일 전 대장 절제술을 받은 후 비위관을 통하여 저압의 흡인을 유지하고 있다. 시진 시 관찰해야 하는 3가지 복부의 움직임은 무엇인가?

6. W씨의 복부를 시진한 후 촉진에 우선하여 청진을 수행하는 검진방법의 근거는 무엇인가?

7. W씨의 장음 청진에 이상이 있다면 장음 소실을 기록하기 전에 최소 얼마 동안 청진을 수행해야 하는가?

8. W씨의 장음 소실을 기록하기 전에 회맹판(ileocecal valve) 부위에서 청진을 수행하고자 할 때, 회맹판의 위치를 설명하고 청진 근거를 기술하시오.

9. W씨의 복부가 팽창되고 장음이 감소되었다. 이러한 검진 결과의 원인은 무엇인가?

10. 장음의 감소 또는 소실의 2가지 원인은 무엇인가?

11. 장음 항진의 2가지 원인은 무엇인가?

12. 56세 D씨는 간경화 초기로 진단을 받았다. 간의 크기를 측정하기 위하여 타진과 함께 간의 하부 경계를 확인하는 데 도움이 되는 검진방법은 무엇인가?

13. 간 타진 시 예측되는 타진음은 무엇인가?

14. D씨의 간은 중앙쇄골선상에서 14cm이다. 중앙쇄골선상에서 간의 정상적 크기는 몇 cm인가?

15. 20세 대학생인 D씨는 운동 경기 중 사고로 응급실에 내원하였다. 비장비대 사정을 위하여 좌상복부 촉진 시 늑골연에서 비장이 촉진되었다. 이것은 비정상 결과인가? 그 이유는 무엇인가?

____

____

16. D씨의 비장 타진 시 비장의 위치를 확인하기 위한 타진 부위는 어디인가?

____

____

17. 모든 계통은 서로 연관되어 있다. 복부 사정 시 다른 계통과 관련된 검진소견(주관적 혹은 객관적)은 무엇인가?

____

____

이름 : ______________________ 날짜 : ______________

과목명 : ______________________ 지도교수 : ______________

사례연구: P씨

25세 P씨는 오심, 구토와 복부 통증을 호소하며 응급실에 내원하였다. 그는 허리를 구부리며 천천히 걸었으며 "식중독에 걸린 것 같아요"라고 말하였다. 그의 건강문제가 급성이었으므로, 복부를 중심으로 건강사정이 이루어졌다.

건강력

주호소:

"식중독에 걸린 것 같아요"

증상 분석:

P–똑바로 서는 것은 통증을 악화시킴. 완화 요인은 없음

Q–"날카롭고 지속적" 통증

R–"통증은 배꼽 주변에서 시작하여 우하복부로 이동했어요" 다른 방사는 없음

S–0~10 척도에서 10

T–오전 10시경에 시작, 점점 악화되어 오후 1시에 응급실로 내원

현재 건강상태:

"나는 항상 건강했으며 이전에 배가 아픈 적은 없었다"고 이야기함

과거력:

- 대상자의 첫 번째 입원
- 이전 건강문제 없음
- 복용 약물 없음

가족력:

- 어머니가 폐암으로 사망
- 아버지는 살아계시며 건강함
- 형제는 없음

심리사회적 정보:

- 영양 양상: 평소 8시에 우유와 시리얼의 아침 식사를 함. 복부 통증은 오전 10시에 시작되어 오전 10시 30분에 오심과 구토가 시작되어 식중독이라고 생각함
- 여가/취미: 스노보드와 오토바이 타는 것을 즐김. 아내와 해변을 따라 긴 산책을 좋아함
- 직업적 양상: 직업은 자동차 정비공
- 환경적 양상: 교외에 위치한 해변가의 단층 집에 거주
- 역할/대인관계: 아내와 딸과 함께 살고 있으며 대부분의 시간을 딸과 함께 보냄. 주변 교회에 다님

도움말: 위장염에서는 오심과 구토가 복부통증이 나타나기 전에 발생될 수 있음. 충수돌기염에서는 복부통증이 먼저 나타남

신체사정

- 전반적 외양: 허리를 구부리고 팔로 복부를 쥐며 매우 고통스러워함
- 활력징후: 체온 37.9C, 맥박 89회/분, 호흡수 24회/분, 혈압 139/70mmHg.
- 의식: 명료, 지남력 있음
- 소변: 맑고 투명한 노란색
- 하지 부종: 전신에 부종 없음
- 시진:
  - 균일한 피부색
  - 선조, 멍, 탈장 없음. 배꼽은 복부 중앙에 위치
  - 복부는 평평하며 팽만 없이 대칭적
  - 대동맥 박동 없음. 연동운동 관찰됨
  - 얕은 복식호흡으로 호흡수가 증가되어 있음

- 청진:
  - 복부 사분역에서 장음의 감소
  - 동맥혈관 잡음, 마찰음, 정맥혈관 잡음 없음
- 타진:
  - 중앙쇄골선상에서 간의 직경은 7cm
  - 방광과 비장은 타진 수행 못함
  - 늑골척추각 압통 음성
- 촉진:
  - P씨가 복부통증을 호소하여 가벼운/심부 촉진을 수행하지 못함. 결과적으로 촉진이 제한적으로 수행됨
  - 우하복부 압통으로 근육을 보호함

추가 사정 자료:

- McBurney 지점에서 반동성 압통 (Rebound tenderness)
- 장요근검사(iliopsoas muscle test) 양성
- 폐쇄근검사(obturator muscle test) 양성
- 우하복부의 피하 과민반응 (cutaneous hypersensitivity) 양성
- 로브징스키 징후(Rovsing' sign) 양성

18. P씨의 복부 문제에 있어서, 얕은 호흡과 호흡수가 증가한 이유는 무엇인가?

____

____

19. P씨는 오전 8시에 아침 식사를 하였다. 그의 마지막 식사시간이 중요한 이유는 무엇인가?

____

____

20. P씨에게 수술 일정을 잡거나 약물을 처방하고자 할 때 추가적으로 질문해야 하는 사항은?

____

____

21. P씨는 비정상 활력징후를 보이고 있다. 이러한 변화를 나타내는 원인은 무엇인가?

____

____

22. 충수염(appendicitis)을 나타내는 신체사정 결과는 무엇인가?

____

____

23. P씨는 충수염(appendicitis)으로 진단을 받고 응급수술을 예정하고 있다. 다음의 간호진단에 대한 근거자료를 제시하시오.

a. 염증으로 충수의 폐쇄와 관련된 급성 통증

____

b. 안위의 변화: 통증에 의한 구토 중추 자극과 관련된 오심과 구토

____

c. 오심, 구토와 관련된 체액결핍의 위험성

____

24. 우선순위가 가장 높은 간호진단은 염증으로 충수의 폐쇄와 관련된 급성 통증이다. 수술 전 제공할 수 있는 몇 가지 간호수행을 기술하시오.

____

____

25. 충수염의 합병증 중 하나는 복막염(peritonitis)이다. 만일 P씨의 충수가 파열되었다면 이를 확증하기 위하여 어떠한 자료를 사정해야 하는가?

____

____

26. 대상자에게 적용할 수 있는 추가적 간호진단을 내리시오.

____

____

27. 섞여 있는 단어의 뜻을 파악하시오. 문단을 구성하기 위해서 동그라미 표시가 되어 있는 단어의 뜻을 파악하시오: 급성 충수염에서의 압통 영역

1. Ⓡ L V I E
2. S Ⓟ T L A S I E R I S
3. E R A Ⓣ Ⓢ I
4. L E A Ⓜ E N
5. Ⓤ F L S A T
6. Y H Ⓒ E M
7. R O G Ⓑ Ⓨ I M R O B
8. S I C T E A S
9. H A Ⓔ R I D A R
10. T M I Ⓞ C A S A T Ⓝ

이름 : ______________________ 날짜 : ______________

과목명 : ______________________ 지도교수 : ______________

실습양식: 복부 사정

대상자: ______________________

연령: ______________________

성별: ______________________

■ ■ ■ 건강력

개인력:

현재 건강상태:

증상 분석(PQRST):

- 배변습관의 변화: 대변의 빈도, 색과 경도
- 복부 통증(Abdominal pain)
- 오심과 구토(Nausea and vomiting)
- 체중 변화(Weight changes)
- 식욕 변화(Appetite changes)

과거력:

- 유아기 질병
- 입원 경험
- 수술
- 심각한 손상/만성 질병
- 예방접종
- 알레르기(음식, 약물 및 환경)
- 약물(처방, 비처방)
- 최근 여행/ 군복무

가족력:

계통별 문진:

- 전반적 건강상태
- 머리 눈 귀 코 목
- 호흡기계
- 심혈관계
- 비뇨생식기계
- 근골격계
- 신경계
- 내분비계
- 면역계/혈액계

심리사회적 정보:

- 건강행위와 신념/자가 건강관리 행위
- 일상생활
- 영양 양상(지난 24시간 회상)
- 활동/운동 양상
- 오락, 애완동물, 취미활동
- 수면/휴식 양상
- 개인 습관(담배, 알코올, 카페인, 약물)
- 직업적 건강 양상
- 사회경제적 상태
- 환경적 건강 양상
- 역할, 인간관계, 자아개념
- 문화/종교적 영향
- 가족 역할과 관계
- 성적 양상
- 사회적 지지
- 스트레스와 대처

■ ■ ■ 신체사정

전반적 건강 조사:

- 활력징후
- 키
- 몸무게

신체사정: Head-to-Toe:

- 전반적 건강상태
- 피부계
- 머리 눈 귀 코 목
- 호흡기계
- 심혈관계
- 비뇨생식기계
- 근골격계
- 신경계

■ 복부 사정

영역/신체사정 기술	사정	정상소견 발달/문화적 고려사항	학생 실습결과
시진	**대상자는 검진 전 방광을 비움.** **대상자의 측면과 발치에서 시진.** **자세: 앙와위**		
복부	복부의 크기, 모양, 대칭성을 확인 피부, 색, 병변, 반흔, 선조, 표재정맥과 털의 분포를 확인 복부의 움직임 확인: 호흡, 박동과 연동운동 자세, 윤곽, 색과 배꼽의 탈장을 확인 침대에서 머리를 들도록 하여 돌출(탈장)을 확인	피부색은 균일하며 외부에 노출된 곳보다 밝은색. 병변, 선조, 표재성 정맥, 반흔, 발진, 변색 없음. 털의 분포는 대상자의 나이와 성별에 따라 다양함 복부는 평평하고 약간 움푹하며 대칭적. 돌출이나 탈장 없음 호흡에 의한 운동 양성. 상복부에서 약간의 박동이 확인. 연동운동은 없음 배꼽은 중앙에 함몰되어 있으며 변색이나 분비물 없음 임신부는 중앙선(흑선)이, 선조, 복직근 분리(diastasis recti), 배꼽의 상부 외측으로 이동이 증가할 수 있음 아동에서 복직근의 분리가 나타날 수 있음	
청진	**항상 청진은 촉진 전에 수행. 촉진은 장음을 변화시킬 수 있음** **장음을 청진하기 위하여 청진기의 판형을 사용** **혈관음을 청진하기 위하여 청진기의 종형을 사용**		
복부 간 동맥	사분역에서 장음을 청진 장음 감소를 확진하기 전에 최소 5분간 청진 **만일 장음 청진이 어렵다면 배꼽의 우측인 우하복의 회맹판에서 청진** 간의 하연의 위치를 확인하기 위하여 스크래치 검사 사용 복부대동맥, 신동맥, 장골동맥과 대퇴동맥의 잡음 청진 필요 시 간의 정맥혈관 잡음 청진 필요 시 장기의 마찰음 청진	부드러운 장음은 5~15초마다 모든 사분역에서 들림 복명음(borborygmi), 동맥잡음, 정맥잡음, 마찰음 없음 간의 하부 영역은 스크래치 검사 결과 늑골연에 위치함	

영역/신체사정 기술	**사정**	**정상소견 발달/문화적 고려사항**	**학생 실습결과**
타진	**사분역에서 간접 타진 사용**		
복부 장기 (간, 담낭, 비장, 신장, 방광)	고장음, 둔탁음과 압통 확인 오른쪽 중앙쇄골선상에서 간의 크기를 측정 비대 시 중앙흉골선에서 측정 위에서의 위장가스의 위치 확인 왼쪽 중앙액와선에서 비장의 둔탁음 확인 치골결합 상부에서 방광 둔탁음 확인	고장음이 사분역에서 타진됨. 장기가 있는 부분에서는 둔탁음이 타진됨 오른쪽 중앙쇄골선상에서 간의 직경은 6~12cm, 중앙흉골선에서는 4~8cm 비장 둔탁음은 오른쪽 중앙액와선상 9–11번째 늑골에서 타진됨. <7cm 기관의 압통은 없음 치골결합 상부영역의 둔탁음. 팽만된 방광	
늑골척추각(CVA)	한 손을 장기 위에 올려둠 다른 손으로 주먹을 쥐어 침 압통을 확인 신장 압통은 늑골척추각에서 사정됨 복수는 이동둔탁음을 타진 필요 시 간이나 담낭의 압통을 사정하기 위하여 주먹 간접 타진을 수행함 후면의 늑골척추각에서 신장의 압통을 확인 **압통이 있는 부분은 가장 마지막에 타진**	늑골척추각 압통 음성	
촉진	**사분역에서 양손을 사용하여 가벼운 촉진으로 시작하여 심부촉진을 수행** **대상자에게 압통이 있으면, 다리를 약간 굴곡시키거나 촉진을 제한하는 반응이 나타남**		

■ 복부 사정 (계속)

영역/신체사정 기술	사정	정상소견 발달/문화적 고려사항	학생 실습결과
동맥	크기와 박동을 확인	대동맥 박동은 2.5cm. 약한 박동을 촉진 가능. 진폭의 확장은 없음	
복부 장기	복부 표면의 특성, 압통, 근육의 저항성, 피부 탄력도를 확인하기 위하여 대상자를 편안하게 한 후 가벼운 촉진으로 시작. 배꼽의 탈출이나 결절을 확인 **대상자가 윌름즈 종양(Wilms' tumor), 진폭의 증가, 장기이식의 과거력이 있다면 복부 촉진을 하지 않음** 장기와 결절을 촉진하기 위하여 양손으로 심부촉진을 수행(간, 비장, 신장, 방광). 압통, 경도, 박동, 비대된 장기를 확인. 복부대동맥을 촉진하고 박동, 크기와 확산을 확인 필요 시 맥버니 지점에서 반동성 압통, 장요근 검사, 폐쇄근 검사를 수행 복수가 있을 경우 체액파동 검사 수행 태아의 자세나 결절을 확인 시 부유감을 확인 배꼽을 중심으로 사분원을 가볍게 긁어서 복벽 반사 확인 담낭질환이 예측되면 머피징후 확인 비장 손상이나 파열이 예측되면 커징후(Kehr's Sign)나 발란스징후(ballance's sign)를 확인	복부는 부드럽고 압통은 없으며 결절 없음. 피부탄력도 양성, 빼꼽 탈출 없음 간은 촉진되지 않거나 늑골연에서 단단하고 부드러우며 압통이 없는 간의 가장자리가 촉진됨 비장은 압통이 없고 촉진되지 않음 반동성 압통 음성 신장은 일반적으로 촉진되지 않음. 오른쪽 신장이 마른 여성에서 촉진될 수 있음 팽만된 방광이 치골결합 상부에서 촉진될 수 있음 약한 대동맥 박동이 촉진됨. 확산은 없으며 진폭은 2.5cm 복벽 반사 양성	
서혜 림프절	가벼운 촉진을 사용. 수직과 수평 서혜부 림프절을 촉진. 크기, 모양, 경도, 압통과 이동성을 확인	서혜부 림프절은 촉진되지 않으며 압통 없음	

■ 복부 사정 (계속)

대상자 건강력 결과:

대상자 신체사정 결과:

자료 분류 및 (실제적 또는 잠재적) 간호진단:

이름 : ______________________ 날짜 : ______________

과목명 : ______________________ 지도교수 : ______________________

자가평가

복부	예	아니요	추가 실습이 요구됨
1. 복부의 해부학과 생리학 지식을 복부 사정 시 적용하였다.			
2. 성장발달 원칙을 적절하게 복부에 적용하였다.			
3. 사정 수행 시 문화적 다양성을 고려하였다.			
4. 복부 사정 수행 시 필요한 물품을 모두 준비하였다.			
5. 복부의 사정과 관련된 특정 건강력을 수집하였다.			
6. 다음을 포함한 복부 신체사정을 수행하였다. 전반적 조사 및 머리부터 발끝까지 검진 시진 촉진 청진 타진			
7. 복부 사정 소견을 기록하였다.			
8. 정상/비정상 소견을 구별하였다.			
9. 적절한 주관적/객관적 자료를 수집하였다.			
10. 실제적/잠재적 건강문제를 구별하고 근거자료와 함께 간호진단을 내렸다.			

Chapter 18

여성 비뇨생식기계 사정

Assessing the Female Genitourinary System

이름 : ______________________ 날짜 : ______________

과목명 : ____________________ 지도교수 : ______________

1. 해부와 생리: 다음 구조에 명칭을 쓰시오.

a. 음핵포피(prepuce of clitoris)

b. 음핵(clitoris)

c. 스킨선(skene' ducts)

d. 질구(vaginal orifice)

e. 요도(urethral orifice)

f. 소음순(labia minora)

g. 대음순(labia majora)

h. 바르톨린선(Bartholin' glands)

i. 회음(perineum)

j. 항문(anus)

k. 처녀막(hymen)

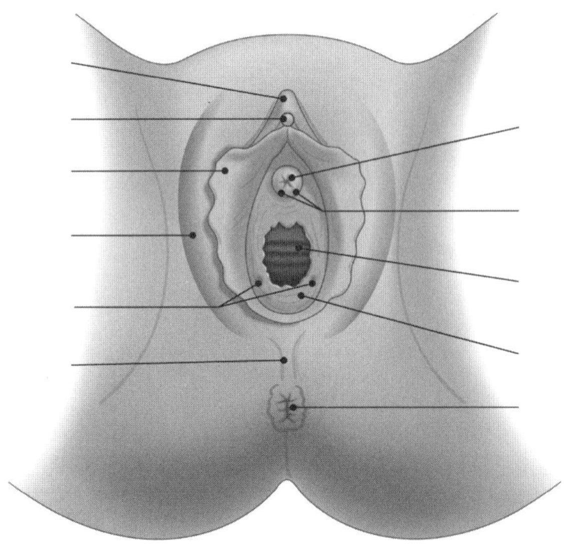

a. 점막(mucous membrane)
b. 내부 괄약근(internal sphincter)
c. 자궁(uterus)
d. 직장(rectum)
e. 난소(ovary)
f. 질후원개(posterior fornix of vagina)
g. 난관(fallopian tube)
h. 자궁경부(cervix)
i. 질(vagina)
j. 방광(bladder)
k. 항문판막(anal valves)
l. 회부 괄약근(external sphincter)
m. 직장기둥(rectal columns)
n. 질전원개(anterior fornix of vagina)
o. 치골결합(symphysis pubis)
p. 항문(anus)
q. 요도(urethra)
r. 직장(sigmoid colon)
s. 음핵(clitoris)
t. 소음순(labia minora)
u. 대음순(labia majora)
v. 항문(rectum)
w. 복막강(peritoneal cavity)

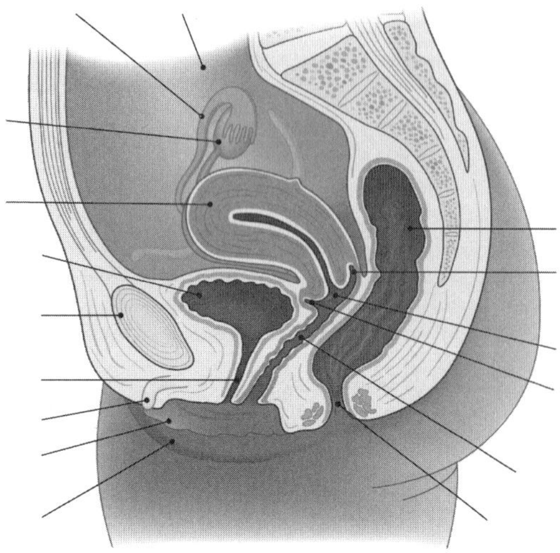

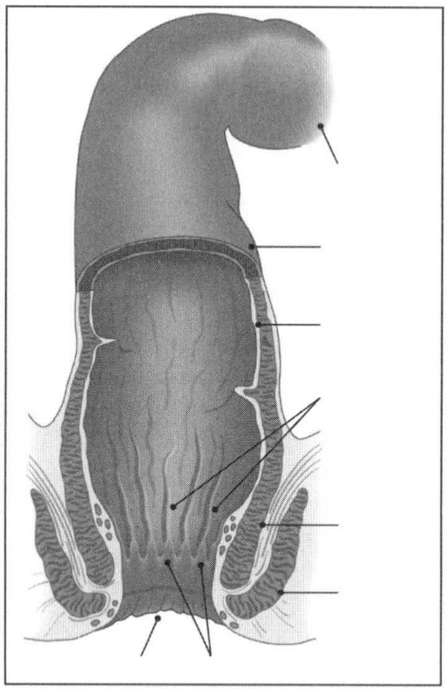

2. 구조에 따른 기능을 알맞게 연결하시오.

구조

1. 난소(ovaries)
2. 자궁(uterus)
3. 바르톨린선(Bartholin' gland)
4. 스킨선(Skene' gland)
5. 자궁 내막(endometrium)
6. 협부(isthmus)
7. 자궁경부(cervix)
8. 질(vagina)

기능

a. 소변을 보유하는 근육주머니
b. 자궁의 근육층
c. 신장에서 방광으로 연결된 관
d. 자궁경부와 연결되는 자궁의 목부분
e. 방광에서 소변 배출을 돕는 관
f. 수정란이 착상하는 배모양의 근육조직
g. 에스트로겐, 프로게스테론과 난자를 분비
h. 정자의 운동성과 생존력을 높이기 위하여 알칼리성 점액을 분비

9. 요관(ureters)	i. 요도 주위에 존재하며 피부를 보호하는 윤활제 역할을 함
10. 요도(urethra)	j. 자궁의 내막
11. 자궁근막(myometrium)	k. 질쪽으로 향하는 자궁의 가장 끝부분
12. 방광(bladder)	l. 자궁경부에서 외음부를 연결해주는 근육성 통로로 성교기관, 산도, 월경혈의 통로를 제공

3. 부인과 검진을 위해 방문한 48세 G씨는 "나는 폐경이 된 것 같아요"라고 말하였다. 폐경을 확인할 수 있는 증상이나 징후를 3가지 쓰시오.

____

____

4. G씨의 딸인 18세 M씨도 부인과 검진을 받을 예정이다. 정기적인 부인과 검진은 몇 세부터 시작해야 하는가?

____

5. M씨가 "Pap 검사가 무엇인가요?"라고 물었다. 어떻게 설명해야 하는가?

____

6. 검진을 시작하기 전에 M씨에게 확인해야 하는 5가지 질문은 무엇인가?

____

____

____

____

____

7. 청소년기에 월경의 시작이 지연된다면, 의학적 확인이 요구되는 나이는 몇 세부터인가?

____

8. 이번이 M씨의 5번째 부인과 검진으로, 검진 동안 대상자에게 어떠한 검진을 하고 있으며 검진을 수행하는 목적을 설명해야 한다. 부인과 검진에서 내진의 목적은 무엇인가?

____

____

9. G씨는 경산부(parous)이며 M은 무산부(nulliparous)이다. 시진 시 두 대상자의 자궁경부의 특성으로 예측되는 차이는 무엇인가?

____

____

10. 비정상에 대한 올바른 설명을 연결하시오.

비정상	**설명**
1. 콘딜로마(condyloma acuminatum)	a. 월경 시의 통증
2. 음모의 사면발이(pediculosis pubis)	b. 생식기의 사마귀
3. 트리코모나스(편모충)(trichomonas)	c. 통증이 있는 수포성 병변
4. 월경통(dysmenorrhea)	d. 통증이 있는 성교
5. 임질(gonorrhea)	e. 녹색 잿빛을 띠고, 묽고 거품이 있으며, 악취가 나는 분비물
6. 무월경(amenorrhea)	f. 서캐
7. 칸디다증(candidiasis)	g. 다량의 월경 출혈
8. 경성하감(chancre)	h. 화농성의 황녹색 분비물
9. 연성하감(chancroid)	i. 회백색 분비물
10. 월경(menorrhagia)	j. 월경 중단
11. 생식기 헤르페스(genital herpes)	k. 치즈와 같은 분비물
12. 성교곤란(dyspareunia)	l. 무통, 흉터가 없는 매독 병변
13. 클라미디아(chlamydia)	m. 통증이 있고 상처가 나는 농포 또는 황색 분비물이 있는 궤양

11. 모든 계통은 서로 연관되어 있다. 여성 비뇨생식기계 사정 시 다른 계통과 관련된 검진소견(주관적 혹은 객관적)은 무엇인가?

이름 : ________________ 날짜 : ________________

과목명 : ________________ 지도교수 : ________________

사례연구: M씨

독신인 60세 M씨는 난소암으로 의심되는 난소 낭종(ovarian mass)으로 전 자궁절제술을 예정되어 있다. 수술 준비를 하는 동안 불안해하며, "의사가 무엇을 찾아낼지 두려워요."라고 말하였다. 그녀는 지난 한 달 동안 소화불량, 오심과 식욕 저하를 호소하였다.

건강력

주호소:

"지난 한달간, 소화불량으로 위가 좋지 않은 것 같아요. 식욕도 없어요."

증상 분석:

P–확인 가능한 촉진 요인 없음. 소화불량은 소화제로 조금 완화됨

Q–"계속 배탈이 나는 것 같아요."

R–위의 하부와 하복부 지점. 기타 증상은 변비, 체중 감소, 옷을 꼭 맞게 입음

S–점차적으로 악화되어 현재는 거의 계속됨

T–한 달 전에 시작되었으나 위장관의 기생충으로 생각함

개인력:

- 변호사로 일함
- 건강보험

현재 건강상태:

- 약물 사용에 문제는 없음
- 처방이 필요한 복용 약물 없음. 소화제 복용. 때로 두통에 아스피린 복용
- 알레르기: 약물 알레르기 없음

과거력:

- 수술 및 입원력 없음
- 11세에 초경, 무산부(nulliparous), 50세 폐경
- 최근에 성생활은 없음
- 5년 전에 마지막으로 부인과 검진

가족력:

- 어머니가 난소암으로 70세에 사망
- 이모가 난소암으로 72세에 사망
- 고혈압과 뇌졸중 가족력 있음

심리사회적 정보:

- 영양 양상: 바쁘게 식사를 하고, 요리를 하기가 힘들며, 고지방 식사 경향
- 개인 습관: 흡연이나 약물은 하지 않음. 가끔 음주함(한 달에 두 잔)
- 환경적 건강 양상: 교외 2층집에서 혼자 살고 있음
- 사회적 지지: 여자 형제가 20분 떨어진 거리에 살고 있으며 수술 후에 도움을 줄 것임

12. M씨의 사정 자료에서 난소암을 나타내는 관련 증상은 무엇인가?

13. M씨의 건강력을 고려하여 난소암의 위험요인을 기술하시오.

신체사정

- 전반적 외양: 60세보다 젊어 보임.불안해 보임
- 활력징 후: 체온 37.1℃, 맥박 98회/분로 규칙적 호흡수 22회/분로 얕음. 혈압 160/90mmHg, 키 164.5cm, 몸무게 72.5kg

골반검진

- 피부: 회색의 듬성한 털, 분포는 성숙 정도에 적절함
- 성기:
  - 병변, 다른 감염 증상이나 선천성 이상 없음. 자궁경부는 폐쇄 없음
  - 음순의 부종이나 경결 없음. 스킨선(Skene' glands)이나 바르톨린선(Bartholin' gland)의 부종 없음
  - 질 근육의 긴장도는 강함
  - 자궁경부는 탄력적이며 압통은 없음
  - 자궁은 작고 배모양으로 단단하고 움직이며, 압통은 없고 앞으로 기움
  - 자궁부속기: 왼쪽 난소는 촉진되지 않음. 오른쪽 난소는 촉진됨. 비대, 단단하고 불규칙적이며 압통은 없음
- 복부:
  - 둥글며 복수가 차고, 장음이 감소됨. 부드럽고 우하복부를 제외하고 압통은 없음
  - 촉진 가능하고 움직이지 않는 결절이 약 8cm임. 단단하고 불규칙적이며 압통이 없음

14. M씨의 복수를 고려하면, 추가적 검진이 요구되는 영역은 어디인가?

15. 다음의 간호진단에 대한 근거자료를 제시하시오.

a. 난소 종양의 비대와 관련된 통증(복부 불편감)

b. 변비

c. 악성 종양 치료와 관련된 불안

16. 다음의 진단은 실제적 문제가 아니라 잠재적 문제이다. 잠재적 문제에 대한 합리적 근거는 무엇인가?

a. 수술과 관련된 감염의 위험성

____

b. 복수, 수술과 관련된 비효과적인 호흡 문제의 위험성

____

____

17. 대상자에게 적용할 수 있는 추가적 간호진단을 기술하시오.

18. 퍼즐에서 다음의 단어를 찾으시오: bladder(방광), cervix(자궁경부), gravida(임신부), menarche(초경), menses(월경), ovary(난소), parity(출산력), puberty(사춘기), ureter(요관), urethra(요도), vagina(질)

B	C	P	A	Y	M	P	U	M	L
L	E	V	R	A	E	U	R	E	P
A	R	A	R	N	N	B	E	N	A
D	V	X	E	I	S	L	T	A	R
O	I	A	C	G	E	A	H	R	I
D	X	G	R	A	S	D	R	C	T
E	G	R	A	V	I	D	A	H	Y
R	T	U	R	E	T	E	R	E	G
R	A	P	U	B	E	R	T	Y	H
C	L	A	P	R	M	E	N	S	L

이름 : ____________________ 날짜 : ____________

과목명 : ____________________ 지도교수 : ____________

실습양식: 여성 비뇨생식기계 사정

대상자: ____________________

연령: ____________________

성별: ____________________

건강력

개인력:

현재 건강상태:

증상 분석(PQRST):

- 질분비물
- 통증
- 덩어리/결절
- 월경통
- 무월경
- 비뇨기 증상

과거력:

- 유아기 질병
- 입원 경험
- 수술
- 심각한 손상/만성 질병
- 예방접종
- 알레르기(음식, 약물 및 환경)
- 약물(처방, 비처방)
- 최근 여행/군복무

가족력:

계통별 문진:

- 전반적 건강상태
- 머리 눈 귀 코 목
- 호흡기계
- 심혈관계
- 소화기계
- 근골격계
- 신경계
- 내분비계
- 면역계/혈액계

심리사회적 정보:

- 건강행위와 신념/자가 건강관리 행위
- 일상생활
- 영양 양상(지난 24시간 회상)
- 활동/운동 양상
- 오락, 애완동물, 취미활동
- 수면/휴식 양상
- 개인 습관(담배, 알코올, 카페인, 약물)
- 직업적 건강 양상
- 사회경제적 상태
- 환경적 건강 양상
- 역할, 인간관계, 자아개념
- 문화/종교적 영향
- 가족 역할과 관계
- 성적 양상
- 사회적 지지
- 스트레스와 대처

신체사정

전반적 건강 조사:

- 활력징후
- 키
- 몸무게

신체사정: Head-to-Toe:

- 전반적 건강상태
- 피부계
- 머리 눈 귀 코 목
- 호흡기계
- 심혈관계
- 복부
- 근골격계
- 신경계

■ 여성 비뇨생식기계 사정

영역/신체사정 기술	**사정**	**정상소견 발달/문화적 고려사항**	**학생 실습결과**
시진	**자세: 쇄석위. 표준주의지침을 지키며, 장갑을 착용**		
외부 생식기	**검진 전에 대상자에게 소변을 비우도록 함**		
대음순 소음순 음핵	색, 털 분포, 피부상태, 부종, 병변, 용종, 분비물, 악취, 탈출이나 음부 기생충을 확인 병변, 부종, 분비물, 악취나 탈출 (방광, 자궁이나 직장)이 없어야 함	외부 생식기는 정상. 분홍색의 촉촉함. 색은 대상자의 피부색에 따름 털 분포는 연령과 발달단계에 따름	
바르톨린선 회음	월경주기에 따른 정상 경부 분비물. 배란 전 투명하고 점성이 있음, 배란 시 불투명, 월경기 혈액성		
항문 부위	피부, 염증, 발적, 찰과상, 직장 탈출, 외출혈, 용종, 병변, 균열, 출혈과 분비물 관찰	항문 주변은 정상, 염증, 병변, 탈출, 치질, 출혈 없음	
질경을 통한 골반검진 자궁경부 질벽	따듯한 질경 사용 색, 병변, 분비물, 출혈, 자세, 크기, 모양과 대칭성, 모양과 자궁경부입구의 형태를 확인 필요시 검체표본을 채취 질경을 빼면서 질벽을 시진	자궁경부는 둥글고, 중앙에 위치, 분홍색, 병변이나 분비물 없음 자궁경부 입구는 무산부는 작은 타원형이며, 경산부는 수평으로 갈라져 있음. 임부는 파랑색, 폐경 이후에는 창백한 분홍색 질벽은 추벽을 가진 분홍색으로 병변 없음	

영역/신체사정 기술	사정	정상소견 발달/문화적 고려사항	학생 실습결과
촉진	**장갑을 착용하고 검지와 중지에 윤활제 바름** **질 검진, 질경 검진, 직장질 검진 순서로 수행**		
스킨선, 바르톨린선	일반적으로 질경 삽입 전에 수행 검지 바닥이 위로 향해 질에 넣은 후 요도와 스킨선 쪽으로 압력을 주어 눌러 짬 결절, 부종, 분비물이나 압통 확인	부드러움. 부종, 결절, 압통 없음	
질벽	질감, 부종, 병변, 압통 확인	질벽은 추벽(주름이 많은 표면)임 부종, 병변, 결절, 압통 없음 폐경 여성에서는 추벽의 주름이 감소	
회음	긴장도와 질감 사정	회음은 부드럽고, 다산부는 단단하며, 경산부는 얇음	
자궁경부	크기, 모양, 경도, 위치, 운동성, 압통 확인	자궁경부는 원형으로, 부드럽고, 단단하며, 중앙에 위치하고, 유연하며 압통은 없음 노인의 자궁경부는 작아짐 임신 동안 자궁경부는 부드럽고 확장(비대)됨	
자궁	크기, 모양, 대칭성, 위치, 결절, 압통 확인	자궁은 중앙에 위치, 전굴(anteflex)이나 전경(antevert), 후굴(retroflex)이나 후경(retrovert)될 수 있음. 배모양, 임신 시 크기가 비대, 단단하고, 유연함. 결절 없음	
난소	크기, 모양, 대칭성, 압통 확인	난소는 일반적으로 촉진할 수 없음. 만일 촉진된다면, 아몬드 모양으로, 단단하고, 부드러우며, 약 3×2×1cm, 유연하며 촉진 시 민감함. 난소는 초경 전 여아와 폐경 여성에서는 촉진되지 않음	
직장질 검진	**교차감염을 예방하기 위해서 직장질 검진 전에는 장갑을 교체함** 직장 검진을 수행하여 괄약근의 강도, 통증, 압통, 결절, 병변, 출혈, 용종이나 치질을 확인 대변 색을 확인: **잠혈 검사**	직장괄약근 강도는 강함; 경화는 없음; 결절, 용종, 병변, 치질, 출혈 없음 대변은 갈색으로 잠혈반응 음성	

■ 여성 비뇨생식기계 사정 (계속)

대상자 건강력 결과:

대상자 신체사정 결과:

자료 분류 및 (실제적 또는 잠재적) 간호진단:

이름 : ______________________ 날짜 : ______________

과목명 : ______________________ 지도교수 : ______________

자가평가

여성 비뇨생식기계	예	아니요	추가 실습이 요구됨
1. 여성 비뇨생식기계의 해부학과 생리학 지식을 여성 비뇨생식기계 사정 시 적용하였다.			
2. 성장발달 원칙을 적절하게 여성 비뇨생식기계에 적용하였다.			
3. 여성 비뇨생식기계 사정 수행 시 문화적 다양성을 고려하였다.			
4. 여성 비뇨생식기계 사정 수행 시 필요한 물품을 모두 준비하였다.			
5. 여성 비뇨생식기계의 사정과 관련된 특정 건강력을 수집하였다.			
6. 다음을 포함한 여성 비뇨생식기계 신체사정을 수행하였다. 전반적 조사 및 머리부터 발끝까지 검진 시진 촉진 골반검진			
7. 여성 비뇨생식기계 사정 소견을 기록하였다.			
8. 정상/비정상 소견을 구별하였다.			
9. 적절한 주관적/객관적 자료를 수집하였다.			
10. 실제적/잠재적 건강문제를 구별하고 근거자료와 함께 간호진단을 내렸다.			

Chapter 19

남성 비뇨생식기계 사정
Assessing the Male Genitourinary System

이름 : ______________________ 날짜 : ______________

과목명 : ____________________ 지도교수 : ______________

1. 해부와 생리: 다음의 구조에 명시하시오.

a. 방광(urinary bladder)
b. 음경귀두(glans penis)
c. 음낭(scrotum)
d. 고환(testicle)
e. 정관(ductus deferens)
f. 부고환(epididymis)
g. 전립선(prostate)
h. 요도(urethra)
i. 직장(rectum)
j. 정관팽대(ampulla of ductus deferens)
k. 정낭(seminal vesicle)
l. 음핵해면체(corpus cavernosum)
m. 항문(anus)
n. 요도해면체(corpus spongiosum)
o. 구요도선(bulbourethral gland)

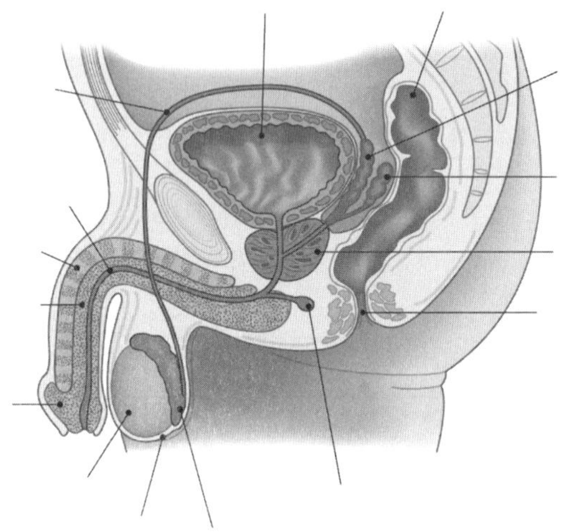

2. 남성 비뇨생식기계 구조에 대한 적절한 설명을 연결하시오.

구조	설명
1. 음경(penis)	a. 성숙할 때까지 정자를 보관
2. 귀두(glans)	b. 정자 생산
3. 음낭(scrotum)	c. 배뇨를 위한 관
4. 고환(testes)	d. 정액의 20%에 해당하는 알칼리성 분비물을 생산
5. 정관(vas deferens)	e. 정관을 보호하는 막
6. 정삭(spermatic cord)	f. 사정과 배뇨를 하는 기관
7. 부고환(epididymis)	g. 음경의 꼭대기로 성적 자극에 민감함
8. 전립선(prostate)	h. 정액의 70%를 생산
9. 요관(urethra)	i. 알칼리성 분비물을 분비하는 구요도선
10. 정낭(seminal vesicles)	j. 고환, 부고환과 정삭을 포함하는 주머니
11. 쿠퍼샘(Cowper's gland)	k. 성숙한 정자가 배출될 때까지 보관하는 근육관

3. 다음 용어에 대한 적절한 설명을 연결하시오.

구조	설명
1. 완선(tinea cruris)	a. 음경의 발기가 지속됨
2. 포경(phimosis)	b. 요도구가 음경의 배면에 위치함
3. 지속발기증(priapism)	c. 서혜부에 발생하는 곰팡이 감염
4. 감금포경(음경감돈증)(paraphimosis)	d. 음경이 굽음
5. 음경굽음(chordee)	e. 음낭에 벌레주머니가 있는 느낌. 정삭의 정맥류
6. 음낭수종(hydrocele)	f. 요도구가 음경의 후면에 위치함
7. 정계정맥류(varicocele)	g. 부고환의 염증
8. 정액류(spermatocele)	h. 음낭에 있는 두개의 막 사이에 수분이 축적됨
9. 부고환염(epididymitis)	i. 고환의 정자로 가득찬 낭
10. 요도상열(epispadias)	j. 포피가 당겨지지 않음
11. 요도하열(hypospadias)	k. 고환이 하강하지 못함
12. 잠복고환(cryptorchidism)	l. 포기를 당기면 되돌아가지 않음

4. 보건교사가 고환자가검진법에 대해 교육 중이다. 다음 질문에 어떻게 대답해야 하는가? 고환암의 위험요인은 무엇인가? 고환자가검진은 얼마나 자주 해야 하고 정상 고환은 어떤 느낌인가?

____

____

____

5. 50세인 S씨는 전립선 조기검진을 포함한 건강검진을 받을 예정이다. 전립선 검진은 몇 세부터 시작해야 하는가? 전립선암을 위한 검진법은 무엇인가?

____

____

6. H씨는 발기가 어렵다고 호소하고 있다. 이런 증상의 위험요인은 무엇인가?

____

____

7. 탈장을 사정하려고 한다. 일반적으로 탈장검진을 시행하는 세 부위를 기술하시오.

____

____

8. 모든 계통은 서로 연관되어 있다. 남성 비뇨생식기계 사정 시 다른 계통과 관련된 검진소견(주관적 혹은 객관적)은 무엇인가?

____

____

이름 : ______________________ 날짜 : ______________

과목명 : ______________________ 지도교수 : ______________

사례연구: S씨

22세 대학교 3학년인 S씨는 축구팀 소속으로 기숙사에 거주하고 있으며 자가용은 없다. 지난 3년 대학생활 동안 6명의 여자친구가 있었으며 그들과 성관계를 하였다. 16세에 임질과 클라미디아를 앓은 적이 있으며 가끔 콘돔을 사용한다고 한다. "예전 여자친구 중 한 명이 인간면역결핍성바이러스에 감염되었다고 해서 저도 검사하러 왔어요."라고 말하였다.

건강력

주호소:

"예전 여자친구 중 한 명이 인간면역결핍성바이러스에 감염되었다고 해서 저도 검사하러 왔어요."

현재 건강상태:

다른 증상은 없다고 함

과거력:

- 2년 전에 HIV검사를 받았으며 매독과 HIV 음성이었음
- 5년 전에 임질이 있었으나 치료받았음. 재검사 시 음성
- 3년 전에 클리미디아 있었으나 치료받았음. 재검사는 받지 않음

9. S씨의 경우 어떤 검사를 시행해야 하는가?

____

____

____

____

10. S씨의 건강력에서 성병의 위험을 증가시키는 요인은 무엇인가?

____

____

11. HIV의 증상과 징후는 없다면 시진에 근거하여 의심되는 다른 문제는 무엇인가?

____

12. S씨의 검진 결과를 볼 때 교육이 필요한 분야는 무엇인가?

____

____

심리사회적 정보:

- 영양 양상: 이전 여자친구에게 HIV 이야기를 들은 이후에는 배가 고프지 않지만 일반적으로 식욕은 좋음
- 활동/운동 양상: 축구팀에서 뜀
- 여가/취미: 취미활동할 시간은 없음. 방과후 저녁 남는 시간은 데이트하는 데 주로 사용
- 수면/휴식 양상: 5시간 정도 수면을 취함
- 개인 습관: 일주일 1회 마리화나를 사용하고 경기가 없거나 경기 후 주말에는 술을 많이 마심. 코카인, 바비튜레이트, 암페타민, 정맥용 약물은 사용한 적 없음. 수혈받은 적 없음. 지금까지 여러 명의 여성과 성관계를 가져왔음. 남성 혹은 매춘부와 관계를 가진 적은 없음. 성관계는 1주일에 3회 정도이며 가끔 콘돔을 사용함
- 직업적 건강 양상: 규칙적으로 수업을 듣는 학생임
- 환경적 건강 양상: 대학 기숙사에 1명의 룸메이트와 거주함. 또래친구 대부분이 여자친구가 몇 명씩 있음

■ ■ ■ 신체사정

- 전반적 외양: 22세 건강한 남성. 185cm, 85kg. 거의 눈맞춤을 하지 않고 아래만 쳐다봄. 불안해 보임
- 활력징후: 정상
- 피부: 머리, 몸통, 사지에 피부 병변은 없음. 머리카락은 고르게 분포되어 있으며 탈모 없음. 이 없음
- 머리 눈 귀 코 목: 인두는 분홍빛으로 축축하고 병변 없음. 목 림프절비대 없음
- 음경: 분비물 없음. 사면에 사마귀 같은 병변이 몇 개 있음. 촉진되는 덩어리 없음. 요도구 분비물 없음
- 음낭: 부종이나 병변 없이 피부 정상임. 서혜부 팽만 없음. 고환은 고정되어 있으며 부드러움. 부고환은 압력에 민감하지 않음
- 서혜부: 림프절비대 없음. 양측 서혜부에 촉진되는 덩어리 없음

13. 다음 간호진단의 근거자료를 제시하시오.

a. 성매개성 질환에 대한 지식 부족과 위험한 행위와 관련된 건강유지 능력의 변화

____

____

b. 질병 전파에 대한 지식 부족과 관련된 감염 위험성

____

____

c. 질병 전파에 대한 지식 부족과 관련된 감염 전파의 위험성

____

____

14. S씨에게 내릴 수 있는 추가 간호진단을 기술하시오.

---

15. 다음 단어를 찾으시오. ejaculate, erection, hernia, penis, prostate scrotum, semen, sperm, testes, urethra

S	N	O	I	T	C	E	R	E	P
E	C	E	J	A	C	U	T	A	E
H	E	R	N	I	A	S	E	M	N
S	C	R	O	T	U	M	A	C	I
P	R	O	S	T	A	T	E	P	S
E	J	A	C	U	L	A	T	E	U
R	I	N	S	S	E	M	E	N	L
M	U	R	E	T	H	R	A	I	A
P	E	R	S	S	E	T	S	E	T
H	E	R	N	I	S	P	E	R	E

이름 : ______________________ 날짜 : ______________

과목명 : ______________________ 지도교수 : ______________

실습양식: 남성 비뇨생식기계 사정

대상자: ______________________

연령: ______________________

성별: ______________________

건강력

개인력:

현재 건강상태:

증상 분석(PQRST):

- 통증
- 병변
- 분비물
- 부종
- 배뇨 관련 증상
- 발기부전

과거력:

- 유아기 질병
- 입원 경험
- 수술
- 심각한 손상/만성 질병
- 예방접종
- 알레르기(음식, 약물 및 환경)
- 약물(처방, 비처방)
- 최근 여행/군복무

가족력:

계통별 문진:

- 전반적 건강상태
- 머리 눈 귀 코 목
- 호흡기계
- 심혈관계
- 소화기계
- 비뇨생식기계
- 근골격계
- 내분비계
- 면역계/혈액계

심리사회적 정보:

- 건강행위와 신념/자가 건강관리 행위
- 일상생활
- 영양 양상(지난 24시간 회상)
- 활동/운동 양상
- 오락, 애완동물, 취미활동
- 수면/휴식 양상
- 개인 습관(담배, 알코올, 카페인, 약물)
- 직업적 건강 양상
- 사회경제적 상태
- 환경적 건강 양상
- 역할, 인간관계, 자아개념
- 문화/종교적 영향
- 가족 역할과 관계
- 성적 양상
- 사회적 지지
- 스트레스와 대처

신체사정

전반적 건강 조사:

- 활력징후
- 키
- 몸무게

신체사정: Head-to-Toe:

- 피부계
- 머리 눈 귀 코 목
- 호흡기계
- 심혈관
- 복부
- 근골격계
- 신경계

■ 남성 비뇨생식기계 사정

영역/신체사정 기술	사정	정상소견 발달/문화적 고려사항	학생 실습결과
시진	**자세: 서 있는 자세. 검진 전에 배뇨하기**		
음경	등면, 측면, 배면을 시진 피부색, 병변과 분비물이 있는지 확인함 신체적 발달과 연령에 맞는 크기인지를 확인함 요도구의 위치를 확인함 포경수술 여부를 확인함. 포경수술을 하지 않았다면 앞쪽 피부를 당겨 쉽게 당겨지는지, 병변이 있는지 확인함	피부는 정상이며 백인의 경우 약간 분홍빛에서 밝은 갈색을 띠고 흑인의 경우 밝은 갈색에서 어두운 갈색을 띰. 병변이나 분비물은 없으며 요도구는 귀두 중앙에 위치하며 피부는 쉽게 당겨짐	
음낭	색, 음모의 분포, 병변, 부종, 크기와 위치를 확인함. 음부에 이가 있는지 확인함	피부색은 신체보다 좀더 어두우며 음모는 나이에 알맞게 분포되어 있음. 고환은 왼쪽이 오른쪽보다 약간 내려가 있음. 병변이나 이는 없음	
서혜부위	피부와 팽만을 확인함. **대상자에게 힘을 주게 한 후 불룩해지는 것을 확인함**. 림프절 비대가 있는지 확인함	피부는 정상이며 팽만이나 촉진되는 림프절 없음	
직장부위	피부상태, 염증, 발적, 직장탈출, 치질, 용종, 병변, 균열, 출혈이나 분비물이 있는지 확인함	직장부위 정상임. 염증, 변병, 탈출, 치질, 분비물이나 출혈 없음	
촉진	**표준주의지침을 준수함. 장갑 착용**		
음경	일관성, 압통, 종양, 결절을 확인함. 엄지와 검지를 이용하여 가볍게 촉진함	음경은 부드러우며 압통 없음. 결절 없음	

영역/신체사정 기술	사정	정상소견 발달/문화적 고려사항	학생 실습결과
음낭, 고환과 부고환	엄지와 검지, 중지를 사용하여 음낭을 부드럽게 촉진하고 크기, 모양, 일관성, 움직임, 압통, 종양이 있는지 확인함 부고환과 후방측면 표면에 있는 정관을 촉진하여 부종이나 결절을 확인함 **종양, 덩어리, 부종이 있다면 투과조명법을 시행함**	음낭 피부에 병변 없음. 고환은 둥글고 움직이며 부드러움. 크기는 2×5cm이며 압박 시 약간의 압통 있음. 부고환과 정관은 부드럽고 움직임이 있으며 부종이나 결절 없음	
서혜부위	서혜부나 대퇴부 탈장이나 덩어리 여부를 확인함. **대상자에게 힘을 주어보라고 하면서 불룩하게 튀어나오는 것이나 탈장을 확인함** 림프절을 촉진함. 림프절 비대나 압통을 확인함	서혜부 혹은 대퇴부 탈장이나 덩어리 없음. 촉진되는 림프절 없음	
항문과 직장	자세: 검사 테이블에 구부리거나 옆으로 누움. 괄약근의 긴장도, 통증, 압통, 결절, 병변, 덩어리, 치질, 출혈을 확인함. 대변의 색을 확인함 **잠혈검사를 시행함**	괄약근 긴장도 정상. 압통 없음 덩어리, 병변, 치질이나 출혈 없음. 변은 갈색으로 잠혈검사 정상임	
전립선	크기, 모양, 대칭성, 일관성, 움직임, 결절, 압통을 확인함	전립선은 작고 부드러우며 움직이고 압통이 없음	
청진	음낭의 종양을 발견했다면 음낭에서 장음이 들리는지 청진함. 만약 장음이 들린다면 탈장이 있다는 것을 의미함	장음 청진되지 않음	

■ 남성 비뇨생식기계 사정 (계속)

대상자 건강력 결과:

대상자 신체사정 결과:

자료 분류 및 (실제적 또는 잠재적) 간호진단:

이름 : ______________________ 날짜 : ______________

과목명 : ______________________ 지도교수 : ______________

자가평가

남성 비뇨생식기계	예	아니요	추가 실습이 요구됨
1. 남성 비뇨생식기계의 해부학과 생리학 지식을 남성 비뇨생식기계 사정 시 적용하였다.			
2. 성장발달 원칙을 적절하게 남성 비뇨생식기계에 적용하였다.			
3. 남성 비뇨생식기계 사정 수행 시 문화적 다양성을 고려하였다.			
4. 남성 비뇨생식기계 사정 수행 시 필요한 물품을 모두 준비하였다.			
5. 남성 비뇨생식기계의 사정과 관련된 특정 건강력을 수집하였다.			
6. 다음을 포함한 남성 비뇨생식기계 신체사정을 수행하였다. 전반적 조사 및 머리부터 발끝까지 검진 시진 촉진 청진 수지직장검사			
7. 남성 비뇨생식기계 사정 소견을 기록하였다.			
8. 정상/비정상 소견을 구별하였다.			
9. 적절한 주관적/객관적 자료를 수집하였다.			
10. 실제적/잠재적 건강문제를 구별하고 근거자료와 함께 간호진단을 내렸다.			

Chapter 20

근골격계 사정

Assessing the Musculoskeletal System

이름 : ______________________ 날짜 : ______________

과목명 : ______________________ 지도교수 : ______________

1. 근골격계 구조에 대한 적절한 설명을 연결하시오.

구조	설명
1. 윤활낭(bursa)	a. 곧게 선 자세와 운동을 할 수 있게 함. 열을 생산함
2. 건(힘줄)(tendon)	b. 구조와 지지를 제공, 적혈구를 생산하고 칼슘을 저장함
3. 인대(ligament)	c. 근육과 뼈를 연결함
4. 연골(cartilage)	d. 뼈와 뼈를 연결함
5. 관절(joint)	e. 관절의 부하를 감소시키고 완충작용을 하는 윤활액으로 채워진 주머니(낭)
6. 근육(muscle)	f. 2개의 주변 뼈 혹은 연골의 관절
7. 뼈(bone)	g. 완충작용과 충격을 흡수함

2. 다음의 각 관절에 해당하는 윤활관절은 어떤 종류인가?

a. 무릎 ______________________

b. 어깨 ______________________

c. 손목 ______________________

d. 척추 ______________________

e. 팔꿈치 ______________________

f. 엉덩이 ______________________

g. 엄지손가락 ______________________

3. 각 운동에 대한 적절한 설명을 연결하시오.

운동	설명
1. 신전(extension)	a. 중앙으로부터 멀어지는 운동
2. 굴곡(flexion)	b. 중앙 안으로 돌리는 것
3. 내회전(internal rotation)	c. 안으로 혹은 뒤로 당기는 것
4. 외회전(external rotation)	d. 관절각을 똑바로 펴는 것
5. 밀기(protraction)	e. 손바닥을 위로 돌리는 것
6. 당기기(retraction)	f. 발바닥을 안으로 돌리는 것
7. 회내(pronation)	g. 회전 운동
8. 회외(supination)	h. 관절각을 짧게 하는 것
9. 내번(inversion)	i. 중앙을 향한 운동
10. 외번(eversion)	j. 손바닥을 아래로 돌리는 것
11. 외전(abduction)	k. 발바닥을 바깥으로 돌리는 것
12. 내전(adduction)	l. 중앙으로부터 바깥으로 돌리는 것
13. 순환(circumduction)	m. 밖으로 혹은 앞으로 미는 것

4. 고등학교 2학년에 다니는 15세의 P는 척추측만증이 있다. 대상자의 척추를 시진하고자 할 때 가장 좋은 자세는 무엇인가?

____

5. P의 척추를 시진할 때 우선 정상 척추곡선을 알아야 한다. 4가지 정상곡선은 무엇인가?

____

6. 척추를 검진하는 동안 알아야 할 3가지 척추변형을 기술하시오.

____

____

____

7. P의 팔과 다리 길이를 측정할 것이다. 팔과 다리 길이를 측정하는 적절한 방법을 기술하시오.

____

____

8. P의 오른쪽 다리는 왼쪽 다리보다 2cm 더 길다. 다리 길이의 차이를 보여주는 3가지 결과(주관적 혹은 객관적)를 기술하시오.

____

____

9. P의 오른쪽 상완 둘레가 왼쪽 상완보다 1.5cm 더 크다는 것을 확인하였다. 가능한 원인을 설명하시오.

____

10. 70세 J씨는 퇴행성관절질환(DJD)이 있다. 2일 전 오른쪽 전고관절 치환술을 받은 후 보조기로 운동하고 있다. 걸음걸이를 사정할 때 관찰해야 하는 6가지 특징은 무엇인가?

____

____

11. J씨의 걸음걸이에서 기대할 수 있는 4가지 변화는 무엇인가?

____

____

12. 균형문제를 야기하는 걸음걸이의 변화는 무엇인가?

____

13. J씨의 나이를 고려할 때, 예상할 수 있는 척추 변형은 무엇인가?

____

14. J씨는 척추변형질환이 있기 때문에, 다른 관절에 대해 완전한 사정을 해야 한다. 관절을 사정하는 동안 관찰해야 하는 6가지 특징은 무엇인가?

____

____

15. J씨의 근력을 사정한 결과 팔 +5, 왼쪽 다리 +4, 오른쪽 다리 +3이다. 이 결과를 어떻게 해석할 것인가?

____

____

16. 소뇌기능 사정은 균형, 조정과 운동의 정확성을 포함한다. 균형을 사정하는 5가지 방법을 기술하시오.

____

____

17. 상지와 하지의 조정을 검사하는 2가지 방법을 기술하시오.

____

____

18. 운동의 정확성을 검사하는 2가지 방법을 기술하시오.

____

____

19. 모든 계통은 서로 연관되어 있다. 근골격계 사정 시 다른 계통과 관련된 검진소견(주관적 혹은 객관적)은 무엇인가?

____

____

이름 : ______________________ 날짜 : ______________

과목명 : ______________________ 지도교수 : ______________

사례연구: C씨

62세 여성인 C씨는 관상동맥 사정을 위한 진단적 검사를 시행하기 위해 심도자실에 입원하였다. 다음날 아침에 검사를 시행받을 계획이다. 그녀는 만성 허리통증으로 오랫동안 똑바로 누워 있을 수 없다고 하였다. 이 검사는 시간이 오래 걸릴 수 있으므로 근골격계 사정을 수행해야 한다.

건강력

주호소:

"하루종일 허리통증이 있어요."

증상 분석:

P–앉거나 누워 있을 때 허리통증이 더 오래간다.

Q–"허리를 둔한 칼로 찌르는 것 같아요. 평상시 통증을 줄이기 위해 일어나서 걸어요."

S–뼈가 아파요. 나이가 들어서예요."

T–2년 전에 퇴행성관절질환 진단을 받았고 점차 더 악화되고 있다.

현재 건강상태:

- 앉아 있거나 누워 있을 때 통증기간이 연장되며 통증은 1~10점 척도에서 7점임
- 서서 일하는 직업을 가지고 있음
- 통증 완화를 위해 ibuprofen(Advil)을 하루에 4~8정을 복용함
- 고혈압(HTN) 때문에 lisinopril(Zestril) 5mg을 복용 중임

과거력:

- 정상적 아동기 질병
- 8세에 충수절제술
- 알레르기 없음
- 혈액투석 혹은 장애 없음

가족력:

- 고혈압
- 퇴행성관절질환

심리사회적 정보:

- 영양 양상: 3회 균형잡힌 식사를 함(고기, 감자와 야채) 많은 양의 우유를 섭취
- 여가/취미: 앉아서 허리가 아프지 않을 때까지 뜨개질과 빙고게임을 한다고 함
- 직업적 건강 양상: 재단사로 서서 일을 하고 무거운 물건을 들고 미는 일이 많다고 함
- 환경적 건강 양상: 시골에서 2층집에 살고 있음
- 역할/관계: 30년 동안 남편과 살고 있음. 자주 방문하는 두 딸이 있음. 허리통증 때문에 수년간 성생활은 하지 못하고 있다고 함

신체사정

- 전반적 외양: 작지만 단단한 외모. 키 163cm, 체중 77kg(과체중), 안정적인 자세: 베개 2개를 허리 뒤에 두고 있음. 얼굴표정은 유쾌해 보임
- 활력징후: 체온 37℃, 맥박 78회/분, 호흡 20회/분, 오른쪽 팔에서 측정한 혈압 145/78mmHg
- 의식상태: 명료하고 지남력(사람, 장소, 시간) 있음
- 시진
  - 경추, 흉추와 요추는 정상곡선임
  - 경추, 흉추와 요추 변형 없음
- 촉진
  - 극돌기에 압통 없음
  - 극돌기에 열감이나 발적 없음

20. C씨의 퇴행성관절질환 위험을 증가시키는 요인은 무엇인가?

____

21. 퇴행성관절질환과는 별개로 C씨의 허리통증을 증가시키는 다른 요인은 무엇인가?

____

22. 다음 간호진단을 위한 근거자료를 제시하시오.

a. 오랫동안 같은 자세와 관련된 통증

____

____

b. 통증과 관련된 운동장애

____

____

23. C씨를 위해 추가할 간호진단을 기술하시오.

____

____

24. 문장을 완성할 수 있도록 동그라미 표시가 되어 있는 낱말들을 원래 단어로 정리하시오. 수근터널증후군을 테스트하는 2가지 방법은 __________와 __________이다.

1. (E) N O B
2. D (T) N E O N
3. M L (I) G (N) T A E
4. M (L) U B R A
5. N (P) I E S
6. A C L (N) B A E
7. R S A (L) A C
8. C I (H) R O T C A
9. (A) T G I
10. (E) S L C U M

이름 : ______________________ 날짜 : ______________

과목명 : ______________________ 지도교수 : ______________

실습양식: 근골격계 사정

대상자: ______________________

연령: ______________________

성별: ______________________

건강력

개인력:

현재 건강상태:

증상 분석(PQRST):

- 통증
- 허약감
- 변형
- 일상생활 활동 제한
- 균형과 조정의 문제

과거력:

- 유아기 질병
- 입원 경험
- 수술
- 심각한 손상/만성 질병
- 예방접종
- 알레르기(음식, 약물 및 환경)
- 약물(처방, 비처방)
- 최근 여행/군복무

가족력:

계통별 문진:

- 전반적 건강상태
- 머리 눈 귀 코 목
- 호흡기계
- 심혈관계
- 비뇨생식기계
- 신경계
- 내분비계
- 림프계/혈액계

심리사회적 정보:

- 건강행위와 신념/자가 건강관리 행위
- 일상생활
- 영양 양상(지난 24시간 회상)
- 활동/운동 양상
- 오락, 애완동물, 취미활동
- 수면/휴식 양상
- 개인 습관(담배, 알코올, 카페인, 약물)
- 직업적 건강 양상
- 사회경제적 상태
- 환경적 건강 양상
- 역할, 인간관계, 자아개념
- 문화/종교적 영향
- 가족 역할과 관계
- 성적 양상
- 사회적 지지
- 스트레스와 대처

신체사정

전반적 건강 조사:

- 활력징후
- 키
- 몸무게

신체사정: Head-to-Toe:

- 전반적 건강상태
- 외관
- 머리 눈 귀 코 목
- 호흡기계
- 심혈관계
- 복부
- 비뇨생식기계
- 신경계

■ 근골격계 사정

영역/신체사정 기술	사정	정상소견 발달/문화적 고려사항	학생 실습결과
시진	**자세: 서 있는, 누워 있는, 앉아 있는**		
자세와 척추곡선	환경과 관련된 자세, 머리 위치, 신체배열과 무릎자세에 주목함 **전상장골능부터 무릎, 발까지 가상의 선을 그림. 만약 무릎이 중간에 있다면 선은 슬개골을 가로질러야 함** 척추의 정상적 곡선을 시진 **(경추, 흉추, 요추, 엉치)** 만약 척추의 변형을 발견한다면, 구조적인지 **기능적(자세) 변형인지를 결정** 허리를 구부리게 함으로써 척추후만증과 척추측만증을 검사함 벽에 등을 평평하게 기대게 함으로써 척추전만증을 검사함	똑바로 서서 머리는 중앙에 있는 자세를 취함. 정상적인 곡선에서는 척추후만증, 척추측만증, 척추전만증이 발견되지 않음 외반이나 내반은 없는 무릎배열 **임신이나 유아기의 전만증은 정상임**	
걷는 모양	**대상자가 걸을 때 걷는 모양을 시진** 신발의 닳은 정도를 시진 걸음걸이 단계, 팔 흔드는 것, 율동적 움직임, 지지하는 바닥과 발가락 방향을 확인 **지지바닥이 넓어지고 보폭이 짧아지는 것은 종종 균형문제를 반영**	걸음걸이가 적절한지 확인하는 단계. 걸음걸이가 유연하고 부드러우며 규칙적으로 반복됨. 반대쪽 팔을 흔듦. 내반족 혹은 외반족이 없음. 지지하는 바닥이 5~10cm이고 폭은 30~35cm임. 양 신발이 똑같이 닳아 있음 유아, 노인, 비만 그리고 임부들은 지지바닥이 더 넓고, 보폭이 짧으며 율동적이지 않음	
소뇌기능: 균형	걸음걸이를 관찰. 일자걷기, 발끝과 발뒤꿈치로 걷기, 무릎 구부리기, 롬베르그 검사를 시행 롬베르그 검사 시에는 대상자 가까이 서 있어야 함 대상자의 발을 모으고 팔을 양옆으로 붙이고 눈을 뜬 다음 감게 함. 좌우로 흔들리면 롬베르그 검사 양성	롬베르그 검사 음성 조화롭고 율동적인 걸음걸이 일자보행, 무릎 구부리기 정상임	
조정 운동의 정확성	상지: 손가락-엄지 대립운동과 빠른 교대운동 하지: 발가락끝으로 치기, 발뒤꿈치로 무릎에서 미끄러지듯이 내려오기를 시행	조정력은 완전. 손바닥 빨리뒤집기 운동은 정상. 손가락-엄지 대립운동, 발가락끝으로 치기는 양성 양측에서 발뒤꿈치로 무릎에서 미끄러지듯이 내려올 수 있음	

영역/신체사정 기술	사정	정상소견 발달/문화적 고려사항	학생 실습결과
	지배적으로 사용하는 부위를 확인 눈을 감고 국소적 지적검사를 시행	국소적 지적검사 결과가 양측 모두 정상임	
회내반응	눈을 뜬 다음 눈을 감고 검사 회내가 되는지 확인	회내반응은 음성	
측정	팔과 다리길이와 둘레를 측정 **팔길이: 어깨뼈 봉우리돌기에서 가운데 손가락 끝까지 측정** **다리길이: 전상 장골능에서 안쪽 복사뼈까지 측정** **정확한 둘레를 측정하기 위해 사지의 중간지점에서 측정**	팔과 다리길이는 같거나 1cm 이상 차이가 나지 않음 팔과 다리의 둘레는 같거나 주로 사용하는 쪽이 1cm 이하로 큼	
촉진			
근긴장도	이완된 상태와 수축된 상태에서 상지와 하지의 근육을 촉진. 어떤 불수의적인 움직임, 압통, 무긴장(증), 위축이 있는지 관찰	근육은 휴식시에 폭신하고 유연하고 수축시에는 근긴장도는 증가하고 단단해짐. 불수의적인 움직임이나 압통이 없음	
근강도	손으로 꽉 쥐게 하고 발로 밀기/다리들어올리기로 근력 검사 실시 얼굴, 목, 어깨, 팔, 팔꿈치, 손과 손목, 엉덩이, 무릎, 발목과 발이 저항에 대해 운동범위를 수행하는 능력을 관찰함으로써 근력을 검사. 근력은 0점에서 5점 척도임 양쪽을 비교. **우성인(주로 사용하는) 쪽이 더 세거나 같음**	모든 근육들은 4/5점임. 손으로 꽉 쥐는 강도가 더 세거나 같음. 저항에 대한 발로 밀기/다리 들어올리기는 더 강하거나 같음	
시진/촉진	**관절운동범위를 사정함으로써 근력을 검사한다.**		
관절	운동범위, 피부상태, 홍반, 부종, 열감, 변형, 마찰음, 압통과 모든 관절의 안정성을 사정		
턱관절(TMJ)	모든 관절을 사정하고 특히 마찰음 혹은 염발음에 집중함	활동적 ROM을 모두 시행. 압통, 변형, 마찰음, 부종 혹은 홍반은 없음	

■ 근골격계 사정 (계속)

영역/신체사정 기술	사정	정상소견 발달/문화적 고려사항	학생 실습결과
경추(목뼈)	경추곡선을 관찰	ROM(구부리기,펴기, 과신전시키기, 돌리기, 옆으로 구부리기) 을 모두 시행. 압통, 마찰음, 홍반과 변형은 없음. 정상적 곡선임	
견갑골(어깨뼈)	위치, 좌우대칭과 익상견이 있는지 관찰	양 견갑골은 2~7번째 늑골에 위치함. 익상견은 없음	
갈비뼈	늑골상태를 관찰	단단하고 연속적이며 압통 없음	
어깨	모든 관절을 사정하고 특히 안정성에 초점을 둠	운동범위(구부리기, 신전, 내전, 외전, 외회전/내회전, 회전)가 모두 가능함. 관절은 안정적임. 변형, 마찰음 혹은 압통은 없음	
팔꿈치	모든 관절을 사정하고 특히 혹이 있는지 확인	운동범위(구부리기, 신전, 회내, 회외)가 모두 가능함	
손목	해당이 되면 티넬징후와 팔렌검사를 시행하여 수근관증후군을 사정	운동범위(구부리기, 신전, 과신전, 요골/척골 편위)가 모두 가능함. 관절은 안정적이고 마찰음, 압통은 없음. 티넬징후와 팔렌검사는 음성	
손가락과 엄지	모든 관절을 사정하고 특히 변형이 있는지 주의깊게 관찰함. 손바닥 모양과 대칭성을 시진 원위 뼈사이 관절에 헤버든씨 결절이 종종 있다. 부챠드 결절은 종종 근위 뼈사이관절에 있음	운동범위(구부리기, 신전, 과신전, 외전, 내전)가 모두 가능함. 압통, 변형은 없음. 손바닥은 옴폭하고 대칭적임	
흉추와 요추	흉추와 요추의 곡선을 관찰함	운동범위(구부리기, 과신전, 옆으로 구부리기, 회전)가 모두 가능함	
고관절	관절의 안정성에 주의하면서 모든 관절을 사정 해당이 되면 고관절 탈구 확인을 위해 트렌델렌버그 검사를 시행 해당이 되면 고관절 굴곡 수축을 위한 토마스 검사를 신생아에게 시행함. 고관절 탈구를 위한 검사로 Ortolani's maneuver를 수행 좌골신경통이 있으면 다리를 위로 올리는 하지직거상 검사를 시행	운동범위(구부리기, 신전, 과신전, 내/외회전, 외전, 내전)가 모두 가능함. 관절은 안정적이고 마찰음과 압통은 없음	

영역/신체사정 기술	사정	정상소견 발달/문화적 고려사항	학생 실습결과
무릎	마찰음과 부종에 주의하면서 모든 관절을 사정 해당이 되면, 이물질과 반달연골 긴장도 검사를 위해 맥머레이와 어플리 검사를 시행 해당이 되면, 전방십자인대와 후방십자인대의 찢어진 것을 확인하기 위해 당김검사를 시행 필요한 경우 팽륜징후나 무릎에 삼출물이 있는지 확인	운동범위(구부리기, 신전)가 모두 가능함. 무릎은 안정적이고 부종, 압통, 마찰음과 혹은 없음	
발목	압통에 주의하면서 모든 관절을 사정	운동범위(발바닥쪽 굽힘, 발등굽힘, 외번, 내번)가 모두 가능함 압통 혹은 마찰음이 없음	
발/발가락	변형, 티눈, 엄지건막류, 망치족지와 무지외번증에 주의하면서 모든 관절을 사정 오목한 발바닥, 평발 혹은 요족을 관찰 **대상자 신발이 어떻게 닳아 있는지 확인함. 건강문제 때문에 닳아 있을 수 있음**	운동범위(구부리기, 신전, 발등굽힘, 내전, 외전)가 모두 가능함. 변형이 없음. 긴 아치가 있고 체중부하가 발가운데 선에 있음	

■ 근골격계 사정 (계속)

대상자 건강력 결과:

대상자 신체사정 결과:

자료 분류 및 (실제적 또는 잠재적) 간호진단:

이름 : ______________________ 날짜 : ______________

과목명 : ______________________ 지도교수 : ______________

자가평가

근골격계 사정	예	아니요	추가 실습이 요구됨
1. 근골격계의 해부학과 생리학 지식을 근골격계 사정 시 적용하였다.			
2. 성장발달 원칙을 적절하게 근골격계에 적용하였다.			
3. 근골격계 사정 수행 시 문화적 다양성을 고려하였다.			
4. 근골격계 사정 수행 시 필요한 물품을 모두 준비하였다.			
5. 근골격계의 사정과 관련된 특정 건강력을 수집하였다.			
6. 다음을 포함한 근골격계 신체사정을 수행하였다. 전반적 조사 및 머리부터 발끝까지 검진 시진 촉진			
7. 근골격계 사정 소견을 기록하였다.			
8. 정상/비정상 소견을 구별하였다.			
9. 적절한 주관적/객관적 자료를 수집하였다.			
10. 실제적/잠재적 건강문제를 구별하고 근거자료와 함께 간호진단을 내렸다.			

Chapter 21

감각신경계 사정

Assessing the Sensory-Neurologic System

이름 : ______________________ 날짜 : ______________

과목명 : ______________________ 지도교수 : ______________

1. 해부와 생리: 다음 구조에 표시하시오.

a. 전두엽

b. 두정엽

c. 측두엽

d. 후두엽

e. 소뇌

f. 측부틈새(열)(lateral fissure)

g. 중심틈새(열)(central fissure)

h. 횡단틈새(열)(transversal fissure)

i. 베르니케 영역

j. 브로카 영역

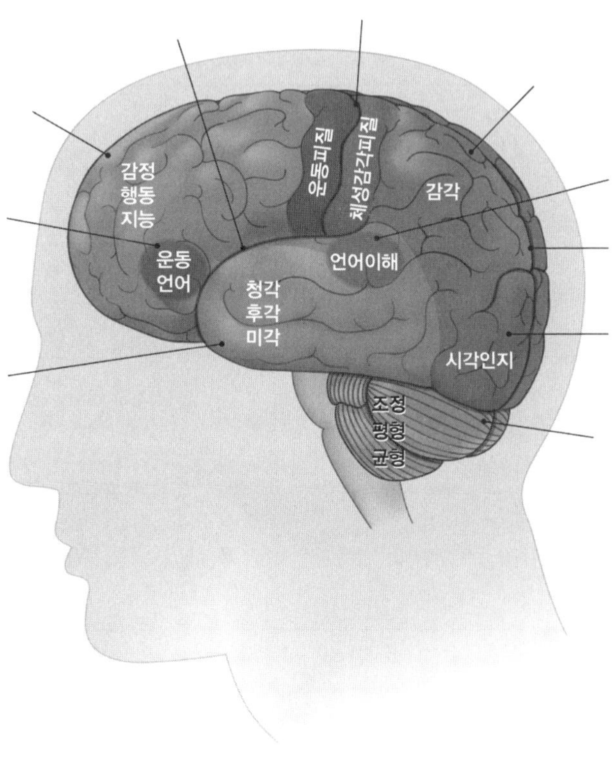

2. 신경계 구조에 대한 적절한 설명을 연결하시오.

구조	설명
1. 피질	a. 균형조절 및 운동조정
2. 시상	b. 의식과정 조절
3. 시상하부	c. 심장 및 호흡중추
4. 연수	d. 뇌와 척수 보호막
5. 소뇌	e. 시각중추
6. 측두엽	f. 피부감각 해석
7. 두정엽	g. 수의운동, 언어표현 및 성격 조절
8. 후두엽	h. 청각 및 언어이해 조절
9. 전두엽	i. 의식 및 각성 유지
10. 변연계	j. 체온, 식욕 및 뇌하수체호르몬 조절
11. 세망활성계	k. 본능, 성 및 감정적 각성
12. 뇌막	l. 감각자극 통합

3. 77세 K씨의 딸이 어머니가 건망증이 있는 것 같다고 한다. K씨의 의식수준을 사정하여 신경계 검진을 하고자 할 때, 반드시 사정해야 하는 지남력 3개는 무엇인가?

____

4. 만약 대상자가 언어 혹은 촉각자극에 반응을 보이지 않을 때, 사용할 수 있는 통증자극 3개는 무엇인가?

____

5. 피해야 하는 통증반응 2개는 무엇인가?

____

6. 기억력을 평가하기 위해 사정해야 하는 기억검사 3개는 무엇인가?

____

7. 노인에서 종종 나타나는 기억력 상실의 종류는 무엇인가?

____

8. 대상자가 "올해가 몇 년도입니까?"에 대해 "2050년"이라고 하였다면, 어떻게 해석할 수 있는가?

____

9. 신경계 검진의 일환으로 뇌신경 검사를 실시한다. 뇌신경에 대한 적절한 검진법을 연결하시오.

뇌신경	검사
1. I: 후각	a. 스넬렌 시력표
2. II: 시각	b. 동공반사
3. III: 동안	c. 커피 냄새 맡기
4. IV: 활차	d. 얼굴의 가벼운 촉각
5. V: 삼차	e. 아래로 안구운동
6. VI: 외전	f. 혀 전면부의 미각
7. VII: 안면	g. 청각
8. VIII: 청각	h. 혀 후면부의 미각
9. IX: 설인	i. 어깨근력
10. X: 미주	j. 옆으로 안구운동
11. XI: 척수부	k. 혀 운동
12. XII: 설하	l. 구역반사

10. 심부건 반사를 검진한다. 심부건 반사에 대한 적절한 반응을 연결하시오.

반사	반응
1. 이두근	a. 무릎 신전
2. 삼두근	b. 팔꿉 굴곡
3. 상완요골근	c. 족저 굴곡
4. 슬개건	d. 손목의 회외 및 굴곡
5. 아킬레스건	e. 팔굽 신전

11. 심부건 반사를 유발하기 어려울 때, 반응을 증가시키기 위해 사용할 수 있는 강화 기술 2개는 무엇인가?

____

12. 심부건 반사 반응을 평가하는 평가척도를 기술하시오.

____

____

13. 족저 반사를 사정할 때 유발될 수 있는 정상 및 비정상 반응은 무엇인가?

____

14. 감각 검진을 수행하기 전 대상자에게 주지시켜야 할 것은 무엇인가?

____

15. 대상자의 통증감각이 정상일 때 검사로 지연될 수 있는 감각은 무엇이며 그 이유는 무엇인가?

16. 심부 및 표재성 감각 검진 시 팔의 말단부 감각의 손상이 없다면 팔 전체의 감각도 손상이 없다고 가정할 수 있나?

17. 진동감각 검진법을 기술하시오.

18. 운동감각 검진법을 기술하시오.

19. 식별감각에 대한 적절한 반응을 연결하시오.

감각	반응
1. 피부그림감각	a. 자극받은 부위를 식별할 수 있다.
2. 입체감각인식	b. 신체의 반대편에서 동시 자극을 식별할 수 있다.
3. 두 지점 식별	c. 손바닥에 적은 숫자/글자를 식별할 수 있다.
4. 감각소멸	d. 피부에 분간하기 어려울 때까지 근접한 두 동시자극을 식별할 수 있다.
5. 위치	e. 촉각으로 물체를 식별할 수 있다.

20. 모든 계통은 서로 연관되어 있다. 신경계 사정 시 다른 계통과 관련된 검진소견(주관적 혹은 객관적)은 무엇인가?

이름 : ______________________ 날짜 : ______________

과목명 : ______________________ 지도교수 : ______________

사례연구: W씨

W씨는 21세 대학 4학년생이다. 금요일 저녁 W씨와 친구들은 농구팀의 시즌 승리를 축하하기 위해 시내의 클럽에 갔다가 집으로 오는 길에 차를 나무에 들이박고 30분 후 응급실로 내원하였다. 내원 당시 W씨의 의식수준은 명료하였고 지남력이 있었다. 하지만 대상자는 두통과 목의 통증을 호소하였고, 사고당시 백미러에 부딪쳐 5cm의 열상이 있었다. 대상자는 안전벨트를 착용하지 않았다고 하였다. 응급실에서 처치를 받고 간단한 교육과 추후 외래예약 후 퇴원하였다.

3시간 후 대상자의 어머니가 "아들이 머리가 너무 아프다"고 하며 대상자와 함께 다시 내원하였다. 보호자에 따르면 대상자는 음식을 삼키지 못했고, 두 번이나 구토했으며 내원하는 동안 의식을 유지하기 어려웠다고 하였다. 이러한 대상자의 급격한 상태변화를 고려하여 신경계에 중점을 둔 건강사정이 지시되었다.

건강력

- 5시간 전 머리 외상
- 투약력 없음
- 사고 전 음주
- 다른 신경계 문제 및 질환력 없음
- 약물 알레르기 없음
- 두통과 졸림 악화

신체사정

- 전반적 외양: 단정함. 명료하지만 천천히 말함. 구부정한 자세. 머리와 목 보호. 졸리지만 통증으로 찡그리고 있음
- 활력징후: 체온 36.6℃, 맥박 60회/분, 호흡 20회/분으로 규칙적, 산소포화도 98%
- 피부: 이마의 5cm의 봉합된 열상. 다른 특이사항 없음
- 머리 눈 귀 코 목: 대칭적인 얼굴. 동공은 5mm로 같지만 대광반사 반응이 느림
- 호흡: 폐는 깨끗함
- 심혈관: 심박동수 60회/분으로 규칙적, 심잡음 없음
- 복부: 부드럽고, 압통은 없으며, 장음 청진됨
- 근골격: 상지와 하지 근력 +4/5, 목의 운동범위 감소됨
- 의식수준: 각성, 명료, 공간, 시간, 사람에 대한 지남력 있으나 기면성, 졸린 상태. 글래스고혼수척도 14점
- 의사소통: 손상은 없으나 느림
- 기억: 즉시, 장기 기억의 손상이 없으나 사고를 기억하지 못함
- 인지기능: 기면상태로 검사하지 못함
- 뇌신경 I~XII까지 손상 없음. 심부건 반사+2, 족저 반사 양성

21. W씨의 건강사정 결과를 어떻게 설명할 수 있는가?

____

22. 신경계 변화의 초기 징후 중 하나는 무엇인가?

____

23. 두개강내압 변화와 관련된 검사소견은 무엇인가?

____

____

24. 다음의 간호진단에 대한 근거자료를 제시하시오.

a. 손상 반응과 관련된 비효율적인 조직관류: 뇌

____

____

b. 머리와 목의 외상과 관련된 통증

____

____

25. W씨에게 내릴 수 있는 추가 간호진단을 기술하시오.

____

26. 아래의 단어를 해독한 후, 문장이 완성되도록 동그라미친 글자를 나열하시오. 의식수준을 사정하기 위해 사용되는 보편적인 도구는 ______________이다.

1. N B (A) I R
2. X (C) T R O E
3. (L) H A S M U T
4. Y P A (S) N E S
5. (E) F R A E T N F
6. (S) R N O U N E
7. M L B R C E (L) U E E
8. E L U D M L (A)
9. E K I (W) R E N C
10. S A C R B (O) R (A) E A
11. R Y A (G) R T E T A M
12. E B M U R E (C)
13. N (G) I N S E M E
14. C P T I C (O) I A L B O L E

이름 : ______________________ 날짜 : ______________

과목명 : ______________________ 지도교수 : ______________

실습양식: 감각신경계 사정

대상자: ______________________

연령: ______________________

성별: ______________________

건강력

개인력:

현재 건강상태:

증상 분석(PQRST):

- 두통
- 어지러움
- 발작
- 의식상실
- 감각 변화
- 이동성 변화
- 연하곤란
- 언어장애

과거력:

- 유아기 질병
- 입원 경험
- 수술
- 심각한 손상/만성 질병
- 예방접종
- 알레르기(음식, 약물 및 환경)
- 약물(처방, 비처방)
- 최근 여행/군복무

가족력:

계통별 문진:

- 전반적 건강상태
- 머리 눈 귀 코 목
- 호흡기계
- 심혈관계
- 소화기계
- 비뇨생식기계
- 근골격계
- 내분비계
- 림프계/혈액계

심리사회적 정보:

- 건강행위와 신념/자가 건강관리 행위
- 일상생활
- 영양 양상(지난 24시간 회상)
- 활동/운동 양상
- 오락, 애완동물, 취미활동
- 수면/휴식 양상
- 개인 습관(담배, 알코올, 카페인, 약물)
- 직업적 건강 양상
- 사회경제적 상태
- 환경적 건강 양상
- 역할, 인간관계, 자아개념
- 문화/종교적 영향
- 가족 역할과 관계
- 성적 양상
- 사회적 지지
- 스트레스와 대처

신체사정

전반적 건강 조사:

- 활력징후
- 키
- 몸무게

신체사정: Head-to-Toe:

- 전반적 건강상태
- 피부
- 머리 눈 귀 코 목
- 호흡
- 심혈관
- 복부
- 근골격

■ 감각신경계 사정

영역/신체사정 기술	사정	정상소견 발달/문화적 고려사항	학생 실습결과
시진	**자세: 앉은 자세**		
대뇌기능	**대상자의 연령, 교육수준 및 문화적 배경을 고려**		
행동	얼굴 표정, 자세, 감정 및 외모를 기록	단정한 외모, 반듯한 자세, 즐거운 얼굴 표정, 적절한 감정 정상 소견은 상황에 따라 다름	
의식수준	시간, 장소, 사람에 대한 지남력을 사정 시간/장소에 대한 지남력 장애는 보통 사람에 대한 지남력 장애 전에 나타남	깨어 있으며, 명료하고 지남력 있음 (시간, 장소, 사람) 노인은 시간에 대해 지남력 장애가 있을 수 있으며, 쉽게 재교육이 가능한지 기록함	
기억	즉시, 단기 및 장기기억을 사정 즉시: 여러 개의 숫자를 따라 외우도록 함 단기: 물건 이름 3개를 불러주고 검사 후 회상하도록 함 장기: 생일과 주요 역사적 사건이 발생한 일자를 질문함 **생일과 같은 개인정보를 물었을 때 정보가 타당한지 확인함**	즉시, 단기 및 장기기억은 손상 없음	
수학/계산 능력	4 더하기 5, 7배수 혹은 4배수, 100에서 순차적으로 7을 빼거나 4를 빼는 것과 같은 간단한 수학문제를 풀도록 함	계산능력은 손상 없음	
일반적 지식	어휘력과 전반적인 지식을 사정 한 주는 며칠인지 혹은 일년은 몇 달인지 물어보거나 비슷한 단어의 뜻을 질문함. **쉬운 단어부터 시작하여 점차 어려운 단어로 진행(예: 사과, 지진, 혼내다)**	어휘력은 적절하며 일반적 지식은 손상 없음	
사고과정	주의집중 기간, 논리적 말하기, 집중력 및 적절한 반응을 기록	사고과정이 명료하고, 반응은 적절하며, 말하는 것은 일관적이고 논리적임	
추상적 사고	속담을 해석하도록 함 사과, 오렌지 등 동의어를 구분하도록 함	추상적 사고력은 손상 없음	

영역/신체사정 기술	**사정**	**정상소견 발달/문화적 고려사항**	**학생 실습결과**
판단	대상자의 가정 상황에 대한 반응을 사정	판단력은 손상 없음	
의사소통	말하기, 언어, 발음, 유창성을 기록 구음장애(분명하게 발음하기 어려움), 언어장애(말하기 어려움), 발성장애(음성의 변화/어려움), 신어조작증(의미없는 단어), 우회적 표현(대상을 말하기 어려움) 등을 기록 그림을 묘사하도록 하여 자발적 말하기(spontaneous speech)를 검사 '도레미파솔라시도'를 말하도록 하여 운동 말하기(motor speech)를 검사 한주의 며칠을 암송하도록 하여 자동적 말하기(automatic speech)를 검사 비슷한 발음을 구분하도록 하여 소리 인지(sound recognition)를 검사 지시사항을 따르는 능력을 통해 청각-언어 이해력(auditory-verbal comprehension)을 검사 시력으로 물체를 구분하도록 하여 시각 인지(visual recognition)를 검사 문장을 읽고 의미를 설명하도록 하여 시각-언어 이해력(visual-verbal comprehension)을 검사 이름과 주소를 쓰도록 하여 글쓰기를 검사 원, 사각형, 삼각형 및 별을 따라 그리도록 하여 그림 따라 그리기(copying figure)를 검사 **간단한 과제부터 시작하여 점차 복잡한 과제로 검사**	분명하고 유창하게 말함; 구음장애, 언어장애, 발성장애, 신어조작증, 우회적 표현 없음 의사소통 기술은 손상 없음; 자발적 말하기, 자동적 말하기, 운동 말하기, 소리 인지, 청각-언어 이해력, 시각 인지, 시각-언어 이해력, 글쓰기 및 그림 따라 그리기 수행함	
뇌신경	**양측을 비교** **감각신경을 검사할 때 대상자에게 눈을 감도록 함**		
CN I : 후각	비공의 개방성을 확인. 각각을 구분하여 검사. 후각상실 여부를 기록함 냄새를 구별하도록 함(커피, 바닐라)	CN I은 손상 없음 냄새 맡을 수 있음	

■ 감각신경계 사정 (계속)

영역/신체사정 기술	사정	정상소견 발달/문화적 고려사항	학생 실습결과
CN II : 시각	시력, 시야, 망막 구조를 검사	CN II은 손상 없음 시력은 손상 없음	
CN III : 동안	6개의 기본영역(cardinal fields)에서 외안근 운동(EOM)을 검사하고, 동공의 대광반사와 조절을 확인(PERRLA)	CN III, IV, VI은 손상 없음. 외안근은 손상 없음 양측 눈의 동공은 동일하게 동그랗고 직접 및 간접 대광반사 있음	
CN IV : 활차			
CN VI : 외전	필요하다면 눈대뇌반사(oculocephalic reflex)를 시행 **목의 부상이 의심되는 대상자에게는 절대 눈머리반사(인형안반사)를 시행하지 않음**		
CN V : 삼차	설압자를 물도록 하여 턱근육(저작)의 근력을 검사 얼굴(이마, 볼, 턱)의 감각을 검사 각막반사를 검사	CN V은 손상 없음. 턱근육의 근력은 +5, 안면감각은 손상 없으며, 각막반사는 양성	
CN VII : 안면	표정짓기, 웃기, 찡그리기, 휘파람불기를 통해 안면근육의 운동기능을 검사 혀 전면부의 미각(단맛, 신맛, 짠맛)을 검사	CN VII은 손상 없음 안면운동은 대칭적임 혀 전면부의 미각은 정상임	
CN VIII : 청각	청각과 균형을 검사 필요하다면, 한냉검사, 안구전정반사를 시행한 후 눈떨림(정상 반응)을 관찰	CN VIIIV은 손상 없음 듣기와 균형은 손상 없음	
CN IX와 X: 설인 및 미주	음성의 질, 연하와 기침이 가능한지 기록. 구역반사를 검사. 목젖이 대칭적으로 상승하는지 관찰 혀의 후두부 미각을 검사	CN IX과 X은 손상 없음 강하고 명료한 음성, 목젖의 대칭적인 상승, 연하와 기침이 가능함 구역반사 양성 혀의 후두부 미각은 정상임	
CN XI : 척수부	목과 어깨의 근력을 검사	CN XI은 손상 없음 목과 어깨의 근력 +5	

영역/신체사정 기술	**사정**	**정상소견 발달/문화적 고려사항**	**학생 실습결과**
CN XII : 설하	혀의 운동성과 근력을 검사. 'd,l,n,t'를 말할 수 있는지 기록 혀의 위치, 위축, 근육섬유다발수축을 기록	CN XIIX는 손상 없음 혀의 움직임은 자유로우며 중앙에 위치하고, 위축이나 근육섬유다발 수축이 없음	
감각기능	**대상자에게 눈을 감도록 함** **양측을 비교**		
가벼운 촉각, 통증, 온도	다양한 부위에서 가벼운 촉각, 통증 및 온도를 검사 **만약 말단부의 촉각에 손상이 없어도 근위부의 촉각에 손상이 없다고 가정하지 않음** **만약 통증감각에 손상이 없다면 온도감각을 검사할 필요는 없음** **핀은 피부에 상처를 줄 수 있으므로 사용을 피함. 대신 통증을 검사할 때 이쑤시개의 날카로운 부분과 둔한 부분을 사용함**	상지와 하지의 가벼운 촉각, 통증 및 온도 감각에 손상 없음	
심부감각: 진동 및 운동감각(위치감각)	진동하는 음차를 관절 골면, 엄지발가락, 말단지관절(distal interphalangeal joint)에 놓음 손가락과 발가락은 위아래로 움직여 대상자에게 운동방향을 구별하도록 함 **만약 말단부의 손상이 없다면, 근위부도 손상이 없음**	상지와 하지의 진동과 운동감각은 손상 없음	
식별감각: 입체감각인식 피부그림감각 두 지점 식별 위치 감각소멸	 촉각으로 비슷한 물체(열쇠, 클립)를 구별하도록 함 숫자나 글자를 손바닥에 그리고 구별하도록 함 동시에 자극한 1~2개의 지점을 구별하는지 확인함. **식별능력은 검사하는 부위에 따라 다를 수 있음. 손가락끝은 대부분 식별 가능함** 촉진한 지점을 구별하는지 확인함 동시에 촉진한 대응점을 구별하는지 확인함	 입체감각인식, 피부그림감각, 5mm 이내의 두점 식별, 위치, 소멸에는 손상 없음	

■ 감각신경계 사정 (계속)

영역/신체사정 기술	사정	정상소견 발달/문화적 고려사항	학생 실습결과
심부건 반사	**심부건 반사를 0~4의 척도로 등급을 매김** **유발반사가 어려울 때, 강화기술을 사용함. 이 악물기, 양손 맞잡기** **반사해머를 사용**		
이두근건(C5, C6)	이두근건에 엄지손가락을 올리고 침 반응: 팔굽의 굴곡	+2/4	
삼두근건(C7, C8)	팔굽의 2.5~5cm 위의 삼두근건을 친다. 반응: 팔굽의 신전	+2/4	
상완요골근건 (C5, C6)	손목의 3~5cm 위의 상완요골근건을 침 반응: 팔굽의 굴곡 및 손의 회외	+2/4	
슬개건(L2, L3, L4)	슬개 아래의 슬개건을 친다. 반응: 무릎의 신전	+2/4	
아킬레스건(S1, S2)	뒤꿈치 5cm 위의 아킬레스건을 침 반응: 발바닥의 굴곡	+2/4	
표재성 반사	**양성 혹은 음성으로 등급을 매김**		
족저(L4–S2)	발꿈치 측면에서 발볼을 가로질러 엄지발가락까지 발바닥을 자극 반응: 발가락의 굴곡 바빈스키 반응: 엄지발가락은 발등으로 굽혀지고 발가락은 활짝 펴짐	족저 반사 양성 바빈스키는 영아에서 정상	
복부(T8, T9, T10)	배꼽방향으로 복부 4분면을 각각 자극 반응: 자극을 준 방향으로 배꼽의 이동	복부반사 양성 비만 혹은 임부에서는 없을 수 있음	
항문(S3, S4, S5)	항문 주변을 자극 반응: 항문의 주름짐	항문반사 양성	
고환올림근(L1, L2)	남성의 허벅지 안쪽을 자극 반응: 고환의 상승	고환올림근 반사 양성	
방울해면체(S3, S4)	방울해면체 근육을 부드럽게 누르면서 음경꺼풀이나 음경귀두를 자극 반응: 방울해면체근의 수축	방울해면체 반사 양성	

■ 감각신경계 사정 (계속)

대상자 건강력 결과:

대상자 신체사정 결과:

자료 분류 및 (실제적 또는 잠재적) 간호진단:

이름 : ______________________ 날짜 : ______________

과목명 : ______________________ 지도교수 : ______________

자가평가

감각신경계	예	아니요	추가 실습이 요구됨
1. 감각신경계의 해부학과 생리학 지식을 감각신경계 사정 시 적용하였다.			
2. 성장발달 원칙을 적절하게 감각신경계에 적용하였다.			
3. 감각신경계 사정 수행 시 문화적 다양성을 고려하였다.			
4. 감각신경계 사정 수행 시 필요한 물품을 모두 준비하였다.			
5. 감각신경계의 사정과 관련된 특정 건강력을 수집하였다.			
6. 다음을 포함한 감각신경계 신체사정을 수행하였다. 전반적 조사 및 머리부터 발끝까지 검진 시진 촉진 반사			
7. 감각신경계 사정 소견을 기록하였다.			
8. 정상/비정상 소견을 구별하였다.			
9. 적절한 주관적/객관적 자료를 수집하였다.			
10. 실제적/잠재적 건강문제를 구별하고 근거자료와 함께 간호진단을 내렸다.			

Chapter 22

종합 사정
Putting It All Together

이름 : ______________________ 날짜 : ____________

과목명 : ______________________ 지도교수 : ____________

사정 양식

건강력

개인력:

이름: ______________________

주소: ______________________

전화번호: ______________________

다른 연락할 사람(대상자와의 관계): ______________________

나이: ____________ 결혼여부: ____________

생일: ____________ 부양가족: ____________

태어난 장소: ____________ 교육수준: ____________

성: ____________ 직업: ____________

민족/국가: ____________ 사전의료지침: ____________

주민등록번호: ____________ 건강보험: ____________

의뢰한 곳(일차의료기관): ______________________

정보원/신뢰도: ______________________

병원에 온 이유:

____

____

과거력:

아동기 질환: ______________________

입원: ______________________

수술: ______________________

심각한 손상/만성질병:______________________________

예방접종:______________________________

알레르기(음식, 약물, 환경):______________________________

약물(처방 약물/일반의약품):______________________________

최근 여행/군복무:______________________________

가족력:

____

____

계통별 문진:

전반적 건강상태:______________________________

피부:______________________________

모발:______________________________

손 · 발톱:______________________________

머리 눈 귀 코 목:______________________________

머리와 목:______________________________

눈:______________________________

귀:______________________________

코와 부비동:______________________________

구강과 인후:______________________________

호흡기계:______________________________

심혈관계:______________________________

유방:______________________________

소화기계:______________________________

비뇨생식기계:______________________________

여성/남성 생식력:______________________________

근골격계:______________________________

신경계:______________________________

내분비계:______________________________

면역계/혈액계:______________________________

발달:

____

____

심리사회적 정보:

건강수행과 신념/자가간호 활동: ______

일상: ______

영양 양상(24시간 회상): ______

활동/운동 양상: ______

여가/애완동물/취미: ______

수면/휴식 양상: ______

개인 습관(담배, 술, 카페인, 약물): ______

직업적 건강 양상: ______

사회경제적 상태: ______

환경적 건강양상: ______

역할/관계/자아개념: ______

문화/종교적 영향: ______

가족 역할/관계: ______

성적 양상: ______

스트레스/적응: ______

의미 있는 건강력 결과 요약:

______

______

■ ■ ■ 신체사정

전반적 외양:

활력징후: 체온 ______, 맥박 ______,

호흡 ______, 혈압(왼쪽/오른쪽) ______

키: ______

몸무게: ______

피부: ______

모발: ______

손 · 발톱: ______

머리 눈 귀 코 목: ______

머리와 목: ______

눈: ______

귀: ______________________________

코와 부비동: ______________________________

구강과 인후: ______________________________

호흡기계: ______________________________

심혈관계: ______________________________

유방: ______________________________

소화기계: ______________________________

비뇨생식기계: ______________________________

여성/남성 생식력: ______________________________

근골격계: ______________________________

신경계: ______________________________

내분비계: ______________________________

면역계/혈액계: ______________________________

의미 있는 신체사정 결과:

____

____

이름 : ______________________ 날짜 : ______________

과목명 : ______________________ 지도교수 : ______________________

실습양식

건강력

개인력:

이름: ______________________

주소: ______________________

전화번호: ______________________

다른 연락할 사람(대상자와의 관계): ______________________

나이: ______________ 결혼여부: ______________

생일: ______________ 부양가족: ______________

출생지: ______________ 교육수준: ______________

성: ______________ 직업: ______________

민족/국가: ______________ 사전의료지침: ______________

주민등록번호: ______________ 건강보험: ______________

의뢰한 곳(일차의료기관): ______________________

정보원/신뢰도: ______________________

병원에 온 이유:

일차 수준: 평소 건강상태, 중요한 건강문제, 평소 건강관리 양상과 건강 관심을 포함한다.

이차/삼차 수준: 주호소를 확인하고 증상을 분석한다(PQRST).

과거력

아동기 질환: 볼거리, 수두, 풍진, 연쇄구균감염, 중이염 혹은 인후염, 성홍열, 백일해와 천식에 관해서 질문한다.

입원: 병원 이름, 입원 이유, 의사 이름, 날짜와 입원 기간을 포함한다.

수술: 수술적 절차, 내과 이름과 병원 이름을 포함한다.

심각한 상해: 의식을 잃을 정도의 머리 상해, 골절, 교통사고, 화상과 열상을 포함한다.

만성 질병: 심장질환, 고혈압, 당뇨, 암 그리고 발작을 포함한다.

예방접종: 연령에 따라 다르다. 홍역, 볼거리, 풍진, 파상풍, 디프테리아, 백일해, 수두, B형간염, 회색질척수염, B형 인플루엔자균(HIB), 폐렴구균 백신, 인플루엔자, 뇌수막염, 결핵검사를 포함한다.

알레르기: 음식, 약물 그리고 환경적인 알레르기를 포함한다. 이전에 페니실린을 투약한 적이 있는지 물어본다. 만약 알레르기가 있다면 반응종류에 대해 기술한다.

약물: 처방된 약물과 비타민, 허브 제제, 약국에서 구입한 약을 포함한다. 대상자가 약물에 대해 이해하는 정도를 사정한다.

최근 여행/군복무: 지난 한 해 동안의 여행과 과거 군복무를 포함한다.

가족력

대상자, 배우자, 자녀, 부모, 형제자매, 고모, 이모, 외숙모, 삼촌, 외삼촌, 고모부, 이모부와 조부모를 포함한다. 가족구성원 목록을 작성하거나 가계도를 그린다.

계통별 문진

전반적 건강상태: 피로, 운동능력, 발열, 땀, 허약감, 일상생활 활동에 어려움이 있는지, 매년 감기와 질병에 걸리는 횟수에 관해 물어본다.

피부계:

피부: 피부질환, 가려움, 발진, 흉터, 욕창, 궤양, 사마귀, 모반, 피부 병소의 변화가 있는지 그리고 뜨거움과 차가움에 대한 피부반응에 대해 물어본다. 피어싱과 문신이 있는지 물어본다.

모발: 머리카락 감촉의 변화, 대머리, 평범하지 않은 양상, 머리카락 관리(예: 샴푸, 염색, 파마)에 대해 질문한다.

손 · 발톱: 손 · 발톱의 변화, 색깔, 감촉, 분리, 갈라짐이 있는지, 손 · 발톱 관리(예: 광택제 혹은 인조손톱의 사용)에 대해 질문한다.

머리 눈 귀 코 목:

머리와 목: 두통, 덩어리, 흉터, 최근 머리 외상, 손상 혹은 수술, 뇌진탕, 의식상실, 어지러움, 발작, 기절, 목 강직, 머리 움직일 때 통증, 결절 혹은 덩어리가 있는지 질문한다.

귀: 마지막 귀 검사, 청력장애, 소리 민감성, 통증, 배액, 현기증, 감염, 이명, 충만감, 귀지 문제, 보청기 사용, 귀관리 습관, 귀걸이에 대해 질문한다

눈: 교정 렌즈(안경 혹은 콘택트렌즈)의 사용, 시야결손, 마지막 눈 검진, 마지막 녹내장 검사, 눈 상해, 가려움, 눈물, 배액, 통증, 부유물, 달무리, 부분적 시야상실, 눈부심, 광 과민성, 단일수축, 백내장, 녹내장, 눈 수술, 망막박리, 사시, 약시가 있는지를 질문한다.

코와 부비동: 코피, 코 부러짐, 삐뚠코, 코골이, 비루, 코감기, 재채기, 알레르기, 기분전환 약제의 사용, 코로 숨쉬기 어려움, 후각의 문제, 부비동 통증, 부비동 감염이 있는지 질문한다.

구강과 인후: 인후통, 연쇄구균감염, 구강 궤양, 구강 포진, 잇몸 출혈, 쉰 목소리, 목소리의 변화, 씹거나 삼키는 데 어려움, 맛 감각의 변화, 보철과 가공의치, 치아 건강과 청결 양상, 혀 피어싱, 치과 수술, 마지막 치아 검진 날짜에 대해 질문한다.

호흡기계: 호흡문제, 기침, 객담(색깔과 양), 활동 시 호흡곤란, 소리나는 호흡, 폐렴, 결핵, 기관지염, 마지막 흉부 방사선촬영, 결핵반응검사(PPD)와 결과, 흡연력에 대해 질문한다.

심혈관계: 흉통, 심계항진, 심잡음, 맥박결손, 고혈압, 밤에 깸, 호흡곤란, 어지러움, 손과 발의 차가움 혹은 저림, 손과 발의 색깔 변화, 사지 부종, 다리의 탈모, 치유되지 않는 궤양, 심전도 시행과 결과에 대해 질문한다.

유방: 혹, 덩어리, 통증, 분비물, 부종, 유방 혹은 유두의 변화, 낭성 유방질환, 유방암, 유방수술, 감소/증가, 유방자가검진, 마지막 유방 검진 날짜, 유방촬영과 결과에 대해 질문한다.

소화기계: 식욕 변화, 소화불량, 속쓰림, 위식도 역류질환, 오심, 구토, 토혈, 간 혹은 담낭질환, 황달, 복부부종, 장 운동 양상과 변화, 변비, 치질, 몸무게 변화, 변비 완하제 사용, 제산제 사용, 마지막 잠혈 검사 받은 날짜와 결과, 대장경 검사와 결과에 대해 질문한다.

비뇨생식기계: 배뇨 시 통증, 타는 느낌, 빈뇨, 긴박뇨, 요지림, 요실금, 배뇨지연, 요 줄기의 변화, 색깔, 요로감염력, 신장감염, 신장질환, 신장석, 야간뇨에 대해 질문한다.

여성/남성 생식력: 여성: 초경, 생리 주기, 마지막 생리일, 생리통, 과도한 출혈, 불규칙적인 생리, 기간 사이 출혈, 마지막 도말검사 시기와 결과, 성적 만족, 삽입 시 통증, 피임약 사용, 성병, 성병 예방에 관한 지식, 안전한 성행위, 불임문제, 임신, 출산, 유산 그리고 임신중절에 대해 질문한다. 남성: 병소, 분비물, 소변 시 통증, 삽입 시 통증, 전립선 혹은 음낭의 문제, 성 병력, 성병 예방에 관한 지식, 안전한 성행위, 불임문제,

발기부전 혹은 무정자, 성 행위에 대한 만족, 고환자가 검진을 위한 기술, 마지막 전립선 검사와 결과에 대해 질문한다.

근골격계: 골절, 염좌, 근육경련, 통증, 허약, 관절부종, 발적, ROM 제한, 관절변형, 움직일 때 소리, 척추변형, 허리통증, 작아진 키, 골다공증, 퇴행성관절질환, 류마티스 관절염, 칼슘보충제 사용, 일상생활 수행 능력, 골밀도 검사와 결과에 대해 질문한다.

신경계: 의식소실, 기절, 발작, 머리외상, 인지기능 변화, 기억력, 환상, 지남력 상실, 언어장애, 무감각, 저린감과 같은 감각손실, 감각 상실, 운동문제, 보행문제, 균형과 조정, 일상생활 수행 능력에 대해 질문한다.

내분비계: 갑상선 질환, 당뇨, 몸무게, 갈증, 배고픔 혹은 배뇨의 변화, 뜨거운것과 차가운것에 대한 과민성, 갑상선종, 허약감, 호르몬 치료, 피부와 머리카락의 변화에 대해 질문한다.

림프계/혈액계: 출혈장애, 재발되는 감염, 암, 사람면역결핍바이러스 감염(HIV), 피로, 수혈, 멍, 알레르기, 원인불명의 결절에 대해 질문한다

발달단계: 현재 발달수준, 그리고 이전에 발달문제가 있었는지 확인한다.

심리사회적 정보

건강수행과 신념/자가간호 활동: 지각된 건강, 건강을 유지하기 위해서 무엇을 하는지, 매년 신체검진, 자가검진은 하고 있는지 질문한다.

일상생활: 일어나서 잘 때까지의 일반적인 생활에 대해 질문한다 .

영양 양상: 24시간 동안 회상하고 섭취한 음식들을 비교한다. 일주일 식단을 사용한다.

활동/운동 양상: 운동 종류와 양 그리고 보호장비 사용에 대해 질문한다.

여가/애완동물/취미: 건강 위험요인을 확인한다.

수면/휴식 양상: 수면 시간, 숙면인지, 자다가 깨는지, 그리고 수면제를 사용하는지 질문한다. .

개인 습관(흡연, 음주, 카페인, 약물): 종류, 양 그리고 언제부터 사용했는지 질문한다

직업적 건강 양상: 건강 위험 혹은 독성 물질에 노출된 적이 있는지 확인한다.

사회경제적 상태: 건강보험에 대해 질문한다.

환경적 건강 양상: 도시/시골과 같은 환경을 확인한다. 집과 이웃의 안전, 집의 종류, 난방과 배관 그리고 화재경보기가 있는지 질문한다.

역할/관계/자아개념: 역할/관계 그리고 자신을 어떻게 바라보는지에 대해 질문한다.

문화/종교적 영향: 건강에 대한 문화적 그리고 종교적 영향을 확인한다.

가족 역할/관계: 가족 내에서 대상자의 역할과 부양 가족이 몇 명인지 확인한다.

성적 양상: 성적 양상, 선호 그리고 안전한 성행위를 하는지 확인한다.

사회적 지지: 지원, 가족, 친구, 직장동료 그리고 지역사회 단체를 확인한다.

스트레스/대처 양상: 스트레스의 양과 대처기전을 확인한다.

신체사정

전반적 조사

전반적 외양: 나이, 전반적인 외모, 복장, 청결, 냄새, 영양상태, 의식수준, 언어, 정서, 걸음걸이, 자세, 움직임, 변형, 디스트레스 징후를 포함한다.

활력징후: 체온 ______________________________ ,

맥박 ________________ , 호흡 ________________ ;

혈압(왼쪽/오른쪽) ___________________ , 키: _____

체중: ____

피부: 색깔과 병소를 시진하고 검진을 통해서 온도와 탄력성을 촉진한다.

머리 눈 귀 코 목:

머리: 크기, 모양과 대칭, 위치, 머리카락의 분포 그리고 병소가 있는지 시진한다. 두피의 이동성, 압통 여부, 그리고 촉감을 촉진한다.

얼굴: 코와 입술 주름 눈꺼풀 틈새, 측두동맥과 턱관절을 촉진한다. ROM 검사 후 얼굴감각(뇌신경 V), 얼굴표정 그리고 웃는 얼굴과 찡그린 얼굴(뇌신경 VII)을 검사한다.

눈: 한천석 시력표를 근거리/원거리 시력 검사, 색시력, 대면검사에 의한 주변시야 검사, 기본 주시 시야에서 외완운동(뇌신경 III, IV 그리고 VI) 검사 그리고 각막 빛 반사 검사를 시행한다. 교대가림(cover-uncover test)을 수행한다. 각막반사를 시행한다. 외부 구조를 시진한다(눈, 안검, 공막, 결막, 각막, 렌즈 그리고 홍채의 전방). 누선과 누관을 촉진한다. 동공을 검사한다. 그리고 검안경으로 시신경 유두, 동맥과 정맥, 안저 그리고 황반 검사를 실시한다.

귀: 외이도를 시진/촉진한다. 귀가 붙어 있는 각도를 확인한다. 웨버, 린네와 속삭임 검사(뇌신경 VIII)를 수행한다. 그리고 이경으로 이도와 고막을 검사한다.

코와 부비동: 부비동에 압통이 있는지, 그리고 코의 개방성을 확인한다. 후각을 검사한다(뇌신경 I). 코점막, 비중격 그리고 비갑개를 시진한다.

구강: 입술, 점막, 이빨, 잇몸을 시진/촉진한다. 혀를 시진한다. 혀의 앞쪽과 뒤쪽의 미각을 검사한다(뇌신경 VII, IX). 혀의 움직임을 검사한다(뇌신경 XII). 구역반사/연하반사를 검사한다. 그리고 귀밑샘과 턱밑샘을 촉진한다.

목: 갑상선을 시진, 촉진, 청진한다. 경동맥을 시진하고 청진한다. 경정맥압을 측정한다. 결절과 기관지 위치를 촉진한다. 목의 ROM을 관찰하고 근력검사를 실시한다(뇌신경 XI).

후흉부/폐: 운동과 진동감을 촉진한다. 폐와 횡격막 운동을 타진하고 호흡음을 청진한다.

후흉부/척추: 정상 척추굴곡을 시진한다.; 척추측만증, 척추후만증 그리고 척추전만증을 검사한다. 척추의 ROM을 확인한다.; 척추 주변 근육에 압통이 있는지 촉진한다.; 늑골척추각 압통을 확인한다.

전흉부/유방: 다양한 자세에서 유방과 림프절을 시진하고 촉진한다.

전흉부/폐: 전후경 지름, 좌우경 지름 비율을 확인한다. 운동과 진동감을 촉진한다. 흉부를 타진한다. 그리고 호흡음을 청진한다.

전흉부/심장: 명치부위 박동을 시진하고 촉진한다. 심첨맥박을 관찰하고 심음을 청진한다.

상지: 상완, 요골, 척골 맥박을 촉진한다. 해당되면 알렌검사를 수행한다. 수근터널증후군 확인을 위해 티넬 또는 팔렌 검사를 수행한다. 색깔, 온도, 모세혈관 재충혈시간, 변형 그리고 손과 손톱/발톱의 곤봉형을 확인한다. 관절 변형을 시진한다. 악력을 검사한다. ROM과 근력을 확인한다. 팔길이와 둘레를 측정한다. 회내반응(pronator drift)을 검사한다. 교대운동과 손가락-엄지 대립운동으로 조정능력을 검사한다. 지점 국소화검사를 시행한다. 표재성감각과 심부감각을 검사한다. 그리고 상지의 심부건반사를 검사한다.

복부: 크기, 모양, 대칭 그리고 움직임(호흡, 맥박, 연동운동)을 시진한다. 탈장을 확인한다. 장음과 혈관음을 청진한다. 복부와 장기를 타진한다. 복수가 의심된다면, 이동탁음(shifting dullness)을 타진한다. 그리고 복부장기(간, 신장 그리고 비장), 대동맥, 서혜부의 림프결절, 대퇴동맥을 촉진한다.

하지: 색깔, 털의 분포 그리고 정맥류를 시진한다. 정맥순환을 확인하기 위해서 트렌델렌버그 검사 혹은 손으로 누르는 검사를 수행한다. 필요한 경우 맥박과 피부 온도를 측정한다. 발과 발톱 상태를 시진하고 병소와 변형이 있는지 확인한다. ROM을 검사하고 다리길이와 둘레를 측정한다. 필요한 경우 하지직거상 검사를 시행한다. 필요한 경우 슬개골을 두드려보거나 팽윤징후를 확인한다. 전·후방십자인대 파열이 의심되면 전위징후(drawer sign)를 확인한다. 찢어진 반월상연골이 의심된다면 어플리 혹은 맥머레이 검사를 수행한다. 근육강도, 표재 그리고 심부감각을 검사한다. 걸음걸이, 발뒤꿈치/발가락으로 걷기(heel-and-toe walking), 일자 보행 그리고 깊게 무릎 굽히기 검사를 시행한다. 롬베르그 검사를 수행한다. 대상자에게 발가락을 가볍게 두드리게 하고 발뒤꿈치로 정강이 아래로 내려가도록 요청한다. 아킬레스건, 무릎 심부건반사 그리고 발바닥 반사를 검사한다.

여성 생식기/직장: 외부와 내부 생식기를 시진하고 촉진한다. 해당될 때 검사물을 얻는다. 서혜부 결절과 직장에 덩어리가 있는지 시진하고 촉진한다. 대변의 잠혈검사를 시행한다.

남성 생식기/직장: 남성 생식기를 시진하고 촉진한다. 서혜부 결절과 직장에 덩어리가 있는지 시진하고 촉진한다. 대변의 잠혈검사를 시행한다. 전립선을 촉진하고 탈장을 확인한다.

계통별 신체사정 시 검진법

피부계:

피부:

시진: 색깔, 병소(부위, 분포, 배열, 모양), 혈관 병소

촉진: 습도, 온도, 감촉, 탄력, 덩어리

머리카락:

시진: 색깔, 분포

촉진: 촉감

손 · 발톱:

시진: 색깔, 붙어 있는 각도와 무늬

촉진: 감촉, 모세혈관 재충혈 시간

머리 눈 귀 코 목:

머리와 얼굴:

시진: 크기, 모양, 대칭, 코와 입술 주름, 안검열, 부종, 착색, 병소, 틱 그리고 찡그린 얼굴

촉진: 두개골, 두피의 움직임

목:

시진: 3가지 자세(중립, 과신전된 자세, 대상자가 삼킬 때), 전방과 후방의 삼각부 그리고 기관지

촉진: 기관지, 림프절, 갑상선

눈:

시력검사: 근거리/원거리 시력, 주변시야, 색깔 시야, 외안근의 위치와 배열, 각막 빛 반사, 6개의 기본 주지시야, 교대가림검사(cover-uncover test)

시진: 전반적 외양, 속눈썹, 눈꺼풀, 결막, 공막, 각막, 전방, 홍채, 동공

촉진: 누선과 누관

검안경 검사: 혈관, 시신경유두, 망막, 황반

귀:

청력검사: 속삭임검사, 웨버 검사와 린네 검사

시진: 귀가 붙어 있는 각, 위치와 배액, 모양과 대칭

촉진: 견고성, 결절, 이주, 유양돌기를 촉진하고 귓바퀴를 앞으로 당김

이경 검진: 외이도의 색깔, 개방성, 배액을 확인. 고막은 색깔, 배액, 경계지표, 손상과 움직임을 확인

코:

시진: 위치, 배액, 비중격 기울어짐, 비점막, 비개골

촉진: 코의 개방성과 압통

부비동:

시진: 부종

촉진: 압통

타진: 압통

광선투시법:

구강과 인후:

시진: 숨쉴 때 냄새 확인

입술: 색깔, 병소, 수화. 치아 개수, 상태, 색깔 그리고 맞물림

잇몸: 색깔, 출혈, 수축 및 비대

구강점막: 색깔, 병소. 혀: 색깔, 수화, 움직임, Stensen관과 Wharton관의 개방성과 감염. 편도선: 색깔, 크기, 삼출물. 구개: 색깔, 손상 여부. 목젖: 위치와 대칭. 인두: 색깔, 삼출물

촉진: 이하선, 악하선, 설하선

호흡기계:

시진: 호흡, 호흡수, 리듬, 크기, 모양, 대칭, 전후경 지름과 좌우경 지름의 비율, 흉곽확장검사, 호흡근육 그리고 피부상태

촉진: 흉부압통, 진탕음, 촉각 진탕음과 확장

타진: 공명음과 횡격막 운동

청진: 호흡음(폐포음, 기관지폐포음과 기관지음), 비정상소리, 우발음 그리고 비정상적 목소리

심혈관계:

시진: 목 정맥의 확장, 박동, 경정맥압 측정

촉진: 맥박: 횟수, 리듬, 일정, 폭, 윤곽(contour)과 탄력성, 진동, 명치부위 박동, 그리고 상하동요

타진: 심장 경계선

청진: 정상 심음(강도, 높이, 심장주기 시간, 부위, 분열), 이상심음, 개방음, 수축기 잡음, S_3, S_4, 심잡음과 마찰음, 명과 정맥잡음

유방:

시진: 자세(옆으로 손을 내리고 앉아 있는 자세, 골반에 손을 댄 자세, 앞으로 기울인 자세 그리고 검진을 시행할 유방의 어깨 아래에 작은 베개를 베고 누운 자세), 크기, 모양, 대칭, 색깔, 피부의 상태, 병소, 정맥 양상, 오목형성, 수축, 덩어리, 유두 위치, 함몰유두/튀어나와있는 유두, 분비물 그리고 겨드랑이(색깔, 발적, 덩어리)

촉진: 3가지 단계(가벼운, 중간, 깊은 압력), 일관성, 덩어리, 압통, 유두의 분비물 그리고 림프결절 비대

복부:

시진: 크기, 모양, 대칭, 움직임(호흡, 맥박, 장운동), 탈장, 피부상태, 정맥 양상 병소, 배꼽 색깔과 위치(들어가 있거나 튀어나와 있는지)

청진: 장음, 혈관음, 마찰음, 스크래치 검사

촉진: 가벼운 촉진: 표재성 특징, 심부촉진: 복부장기(간, 비장, 신장), 반동 압통, 긴장, 대동맥 맥박과 크기

타진: 복부, 간, 비장, 늑골척추각 압통으로 신장 확인. 방광 확장, 복수가 있다면 이동탁음 확인

여성/남성 생식력:

여성:

시진: 외부 생식기, 질 점막, 자궁경부

촉진: 질벽, 자궁경부, 자궁, 자궁부속기, 직장

수집: 해당될 때 검사물 채취

남성:

시진: 외부 생식기, 음경과 음낭, 서혜부

촉진: 음경, 음낭과 고환, 서혜부 탈장, 서혜부 결절, 직장, 전립선

수집: 해당될 때 검사물 채취

근골격계:

시진: 자세, 걸음걸이, 척추굴곡(경추, 흉추, 요추, 천골), 관절(피부, 변형, 안정성, 마찰음, 홍반, 관절 ROM), 소뇌기능(균형, 조정, 운동의 정확성), 사지측정

촉진: 근육긴장, 강도, 관절변형, 압통, 열감

타진: 슬개골에 있는 수분

신경계:

검사:

소뇌기능: 의식수준, 기억, 대화, 정신상태, 사고과정, 감정, 판단, 언어, 계산능력

뇌신경: 뇌신경 I~XII

감각: 표재성: 가벼운 접촉, 통증, 체온. 심부: 진동감각, 위치감각, 도서감각, 입체감각, 두 지점 식별검사, 감각소멸검사, 지점 국소화 검사

심부건 반사: 이두근, 삼두근, 상완요골근, 슬개건, 아킬레스건(0~4등급)

표재성 반사: 발바닥, 복부, 고환거근, 음경해면체근

의미 있는 신체사정 결과들:

____

____

____

이름 : ______________________ 날짜 : ______________

과목명 : ______________________ 지도교수 : ______________

사례연구: H씨

32세 남성인 H씨는 건설현장에서 일하며 자녀가 두 명이다. 그는 건강 위험요인이 있는지 확인하기 위해 검진센터를 방문하였다.

건강력

개인력:

- 건설현장에서 일하고 있음
- 자녀 2명(2세, 5세)
- 가톨릭 신자

현재 건강상태:

- 현재 건강문제 없음
- 약물, 환경 혹은 음식 알레르기 없음
- 아버지의 심장발작과 자신의 건강위험에 관해 걱정하고 있음
- 건강 위험요인 검진을 요구하고 있음
- 현재 투여 중인 처방 약물은 없음. 가끔 감기 혹은 두통으로 약국에서 일반의약품을 복용하고 매주 2일 정도 일과 관련된 통증으로 ibuprofen을 복용함

과거력:

- 의학적 문제 없었음
- 어릴 때 수두를 앓았음
- 지난해에 건설현장에서 장비 조각이 떨어져 다리에 열상을 입었으나 합병증 없이 완쾌됨
- 수술한 적 없음. 10대 때 축구하다가 수분간 의식을 잃어서 입원한 적이 있음
- 지난 5년간 근무하다가 입은 외상으로 응급실에 2회 방문한 적 있음

가족력:

- 어머니는 64세이고 생존해 있으며 건강함
- 아버지는 67세이고 고혈압과 최근에 심근경색이 있었음
- 27세와 37세인 여자 형제들은 건강함
- 외할머니는 85세이고 고혈압이 있음
- 외할아버지는 심근경색으로 81세에 사망함
- 외숙모는 60세로 건강함
- 외삼촌은 66세로 고혈압이 있음
- 친할머니는 87세로 고혈압과 뇌졸중이 있음
- 친할아버지는 85세에 심근경색으로 사망함
- 고모는 68세로 고혈압이 있음
- 삼촌은 65세로 고혈압이 있음
- 당뇨, 신장질환, 알레르기, 천식, 약물 혹은 알코올 남용, 결핵, 출혈질환 혹은 정신장애의 가족력은 없음

계통별 문진:

- **전반적 건강상태:** 발열, 오한, 피로, 우울, 불안이나 체중 증가 또는 감소는 없었음. 전반적으로 건강상태는 좋다고 함. 지난 5년간 체중 변화는 없다고 함
- **피부:** 발적, 병소, 점 변화 혹은 멍들어 있는 곳은 없다고 함
- **머리 눈 귀 코 목:** 두통, 시력문제, 청력문제, 부비동, 잦은 목아픔 또는 쉰 목소리는 없다고 함
- **호흡기계:** 호흡곤란, 천명음, 기침, 객담이 있는 기침이나 결핵을 앓은 적은 없다고 함

- **심혈관계:** 고혈압, 심장문제 또는 심잡음, 혈액응고/정맥염, 흉통, 심계항진, 부종, 기좌호흡이나 파행증은 없다고 함
- **소화기계:** 오심/구토, 복부통증, 연하곤란, 속쓰림, 황달, 치질 또는 혈변은 없다고 함
- **비뇨생식기계:** 배뇨장애, 빈뇨, 긴박뇨, 음경 분비물이나 고환에서 촉진되는 덩어리는 없으며, 성생활에 만족한다고 함
- **근골격계:** 관절통, 부종 그리고 근육 허약감은 없다고 함
- **신경계:** 어지러움, 현훈, 기절, 발작 그리고 사지의 무감각 또는 저린감은 없다고 함. 고등학교 때 의식을 잃었던 적이 있었음. 정신장애, 우울이나 불안으로 치료받은 적도 없다고 함
- **내분비계:** 다뇨/다갈 혹은 열 또는 차가움에 대한 과민성은 없다고 함
- **림프계/혈액계:** 간염이나 다른 감염성 질환에 노출된 적 없다고 함. 암, 출혈이나 빈혈이 있는지는 잘 모르겠으며 수혈 받은 적은 없다고 함

심리사회적 정보:

- **자가간호 활동:** 정기적으로 건강검진을 받지는 않음. 2년 동안 신체검진을 받은 적 없음. 건강하다고 느끼고 아프거나 부상을 당하지 않으면 치료를 받을 필요가 없다고 함. 콜레스테롤 수치와 평상시 혈압을 잘 모르겠다고 함. 고대상자가검진법도 모른다고 함
- **일상생활:** 오전 4시 30분에 기상함. 출근하고 오전 7시에 일을 시작해서 오후 3시 30분까지 일함. 운전해서 집에 오고 휴식을 취하면서 뉴스를 보고 가족과 함께 시간을 보내며 매일 밤 10시에 잠을 잠
- **영양 양상:** 균형 잡힌 식사를 한다고 생각함. 그러나 고지방과 고콜레스테롤 식사를 하는 것으로 평가됨. 체중은 지난 5년간 안정적이었음. 24시간 회상: 아침–크림과 설이 2스푼 들어 있는 커피 230mL, 오렌지 주스 120mL, 크림이 들어 있는 도넛. 점심–치즈 스테이크 샌드위치, 감자튀김과 탄산음료. 저녁–치킨, 버터가 들어 있는 으깬 감자, 완두콩, 블루 치즈 드레싱이 있는 샐러드, 230mL 우유 1컵, 크림과 설탕 2스푼이 들어 있는 커피 230mL. 간식–초콜릿 칩 쿠키 4개
- **활동/운동 양상:** 직업으로 인해 계단 오르기, 들기 그리고 반복적인 동작을 포함하는 힘든 신체활동을 함. 가끔 주말에 친구들과 야구를 함
- **여가/취미:** TV로 스포츠 중계 시청과 캠핑 여행
- **수면/휴식 양상:** 7~8시간 수면을 취하며 아침에 일어날 때 잘 잤다는 느낌이 든다고 함. 가끔 저녁 식사 후 TV를 시청하다가 잠들기도 함
- **개인 습관:** 매주 주말에 스포츠 프로그램을 볼 때 맥주 6병을 마심. 지난 10년간 매일 5~10개피의 담배를 피우고 있음. 향락성 약물은 사용하지 않는다고 함
- **직업적 건강 양상:** 작업현장이 위험하다고 함. 그러나 이용할 수 있는 안전장비들을 모두 착용한다고 함
- **역할/관계:** 부부관계는 좋고 지지적이라고 함. 아내와 성관계는 편안하다고 함. 아이들과 잘 즐기고 특히 5세 아들과 잘 놀아준다고 함
- **스트레스와 대처:** 아내와 대화하면서 문제에 대처함. 종종 그를 괴롭히는 것들에 관해 생각하지 않으려고 노력한다고 함
- **환경적 건강 양상:** 출근 거리는 근무 지역에 따라 다양하지만 일반적으로 매일 50~80km 걸린다고 함. 평상시 차에서 안전벨트를 착용한다고 함

1. 건강력에서 제공된 정보를 바탕으로 H씨의 신체사정에 포함해야 하는 것은 무엇인가?

____

____

2. 대상자의 성별, 연령과 건강위험을 고려할 때 요구되는 건강교육은 무엇인가?

____

____

신체사정 소견:

- **전반적 외양:** 나이에 맞는 외모를 가진 32세의 건강한 남성. 사지가 잘 움직이며 걸음걸이는 정상임
- **활력징후:** 체온 36.6℃, 맥박 68회/분, 호흡 20회/분, 혈압 138/86mmHg, 키 175cm, 체중 77kg
- **정신상태:** 사람, 장소, 시간에 대한 지남력 있음. 적절한 정서. 잘 발달된 언어
- **피부**
  - 피부: 일정한 피부 색깔. 건조. 걱정할 만한 병소는 없음
  - 왼쪽 다리에 현장에서 부상을 당했던 흉터 있음
  - 찰과상이 있는 건조한 손
  - 깨끗하고 가는 모발
  - 곤봉형은 없고 모세혈관 재충혈 시간은 정상
- **머리 눈 귀 코 목:**
  - **머리/얼굴:** 정상적인 머리; 압통, 병소, 덩어리 없음. 얼굴은 대칭. 턱관절에 압통, 딱딱함, 염발음 없음
  - **눈**
    - 한천석 시력표: R 20/25, L 20/20, 양쪽 20/20
    - 외안근은 정상범위이며 눈 떨림은 없음
    - 각막 빛 반사는 양측 대칭적임
    - 대면검사에서 시야는 정상임
    - 각막과 홍채는 정상적이고 전방은 깨끗함
    - 공막은 하얗고 결막은 깨끗하며 광택이 있음
    - 동공은 크기가 같고 둥글며, 빛에 반응하고 직접 · 간접 대광반사가 정상임
    - 동공반응 조절검사는 양성임(안쪽으로 모이고 동공은 수축)
    - 적반사는 양측으로 나타남. 뚜렷한 가장자리와 평평한 유두, 교차손상(crossing defect)이 없는 혈관, 충혈 혹은 삼출물이 없는 일정한 색깔의 홍채, 일정한 색깔의 황반
  - **귀**
    - 외부 귀 피부는 정상범주에 있음. 덩어리, 병소 혹은 분비물 없음
    - 이주에 압통은 없음
    - 웨버 검사: 편측화 없음
    - 린네 검사: 공기전도 < 골전도
    - 속삭임 검사는 정상임
    - 외이도는 발적, 부종, 병소나 분비물이 없이 깨끗함
    - 고막은 손상 없고, 진줏빛으로 빛나며 회색이고 경계지표가 관찰됨
  - **코**
    - 비강은 개방되어 있으며 부비동에 압통은 없음
    - 코 점막은 분홍빛임
    - 중격 손상과 편위 없음
  - **구강**
    - 입술, 구강점막과 잇몸은 병소가 없이 촉촉하고 분홍색임
    - 치아는 모두 있고, 깨끗하며, 치과에 다니고 있고 눈에 보이는 충치는 없음
    - 인후는 분홍색이고, 편도선 +1, 구개는 완전함
    - 혀는 부드럽고, 분홍색으로 대칭적이며 병소는 없음
  - **목과 액와**
    - 갑상선은 촉진되지 않음
    - 경동맥은 +2로 양측 동일함. 잡음은 없고 경정맥 팽창 없음
    - 목, 액와와 상완 활자 모양 결절의 림프절 질환은 없음
    - 기관은 목 중앙에 있고, 비정상적인 덩어리나 박동은 없음
- **흉부**
  - S_1과 S_2는 들리고 S_3, S_4, 심잡음, 분마음과 진동감은 없음
  - 심첨맥박(PMI)은 좌중앙쇄골선에서 5번째 늑간에 1.5cm 있음
  - 호흡은 편안하며 전후방 길이가 좌우경보다 작음
  - 흉부 확장은 대칭적임. 압통, 흉터나 병소 없음
  - 폐 영역에서 공명음 타진됨
  - 폐음은 깨끗하고 비정상적인 호흡음은 없음
  - 유방은 대칭적이며 덩어리, 유두 분비물이나 림프절 질환은 없음
  - 척추굴곡은 정상이고 압통 없음
  - 늑골척추각 압통 없음
- **복부**
  - 복부는 약간 둥글고 호흡 시 움직임이 있음. 덩어리

나 박동은 없음
- 오른쪽 아래 복부에 이전 수술 후 흉터 있음
- 장음은 있고 혈관음은 청진되지 않음
- 모든 4분면에서 가스팽만음(tympany) 타진됨
- 복부는 부드럽고 간비대 없음. 간은 중앙쇄골선에서 10cm임. 비장비대 없음. 덩어리나 압통 없음
- 서혜부에서 촉진되는 림프결절 없음

- **대동맥(2cm)**
  - 대퇴동맥 잡음 없고 맥박은 2+로 양쪽 동일함
- **근골격계와 사지**
  - 관절과 근육 대칭임
  - 근육은 잘 발달되어 있으며 상지와 하지의 근력은 +5
  - 상지와 하지의 ROM은 정상
  - 양측 맥박 +2
  - 심부건 반사 +2이며 발바닥 반사 양성
  - 피부는 따뜻하고, 양쪽다리의 털이 있으며 정맥류는 없음. 표재와 심부감각은 정상
  - 걸음걸이는 정상이고 어려움 없이 발끝과 발뒤꿈치로 걸을 수 있으며 무릎을 구부림. 롬베르그 검사 음성
- **생식기계**
  - 포경수술함
  - 외부 생식기에 분비물, 병소나 비정상 소견 없음
  - 음낭에 부종은 없음
  - 고환은 덩어리가 없이 부드러움
  - 탈장 없음
- **직장**
  - 항문 주변에 치질이 없고 정상임
  - 전립선은 덩어리 없으며 +1, 매끄럽고 단단함
  - 직장벽은 덩어리나 압통이 없고 부드러움
  - 대변은 갈색이고 잠혈검사 음성

치료계획에 영향을 주는 중요한 소견:

- 건강상태가 좋은 32세의 남성
- 신체사정 소견은 모두 정상
- 매일 5~8개피의 흡연, 보통 정도의 음주
- 식이는 고지방과 고콜레스테롤
- 아버지가 고혈압이었고 69세에 갑작스러운 심근경색으로 사망
- 혈압과 콜레스테롤 수치를 잘 알지 못함
- 위험한 환경에 노출되어 있는 직업과 지난 5년간 치료가 필요한 부상이 3번 있었음
- 아내와 문제에 대해서 얘기하지만 자신의 문제에 관해서는 생각하지 않으려고 노력한다고 진술함

3. H씨의 건강상태에 긍정적인 영향과 부정적인 영향을 열거하시오.

____

____

4. 다음의 간호진단에 대한 근거자료를 제시하시오.

a. 건강증진 행위와 관련된 지식 부족

____

b. 고위험 작업 환경과 관련된 손상 위험성

____

5. 이 대상자에게 추가할 수 있는 간호진단을 기술하시오.

____

____

6. 이 대상자를 위한 협력적 간호진단과 기대되는 결과를 기술하시오.

____

____

Chapter 23

임부 사정

Assessing the Mother-to-Be

이름 : ______________________ 날짜 : ______________

과목명 : ______________________ 지도교수 : ______________

1. 호르몬의 변화와 태아성장에 따라 임신기간 동안 많은 변화가 일어난다. 변화와 정의를 적절하게 연결하시오.

변화	정의
1. 기미(chloasma)	a. 타액분비 증가
2. 흑색선(linea nigra)	b. 비출혈
3. 임신선(striae gravidarum)	c. 자궁경부의 연화
4. 혈관종(angioma)	d. 비정상적 음식 추구
5. 손바닥 홍반(palmar erythema)	e. 임신가면
6. 남성형다모증(hirsutism)	f. 속쓰림
7. 코피(epistaxis)	g. 백선의 착색 증가
8. 잇몸종(epulis)	h. 체모의 성장 과다
9. 침흘림증(ptyalism)	i. 자궁경부의 푸르스름한 색조 변화
10. 이미증(pica)	j. 배곧은근의 분리
11. 가슴앓이(pyrosis)	k. 거미 혈관종
12. Goodell 징후	l. 튼살
13. Chadwick 징후	m. 손바닥의 붉은 반점
14. Hegar 징후	n. 잇몸 위 융기성 붉은색 결절
15. 배곧은근 분리(diastasis recti abdominis)	o. 자궁의 연화

2. 추정적, 가정적, 확정적 징후와 증상을 기술하시오.

a. 태아심음 ______________________

b. 오심 ______________________

c. 복부팽창 ______________________

d. 유방압통 ______________________

e. Hegar 징후 ____________________

f. Chadwick 징후 ____________________

g. 피부변화 ____________________

h. 피로 ____________________

i. 임신반응검사 ____________________

j. Braxton-Hicks 수축 ____________________

k. 태아 영상관찰 ____________________

l. 부구감 ____________________

m. 빈뇨 ____________________

n. 태동 ____________________

o. 무월경 ____________________

3. 대상자의 건강력을 수집하고 있다. 임신기간 동안 초점을 두어야 하는 질환을 3가지 이상 기술하시오.

____

4. 태아발달을 감시하기 위해 출생 전 사정에서 포함해야 하는 추가적인 사정은 무엇인가?

____

5. 대상자의 마지막 생리기간은 10/1/06이다. 뇌겔레 법칙(LMP +7일, 3개월)을 이용하여 분만예정일을 계산하시오.

____

6. 분만 후 사정에서 반드시 포함시켜야만 하는 것은 무엇인가?

____

____

7. 임신한 대상자를 사정할 때, 전신에서 볼 수 있는 변화나 일반적 소견은 무엇인가?

____

____

8. 문화적 특성을 고려할 때 임신과 분만과 관련된 문화적 관습은 무엇인가? 윤리적인 배경을 고려할 때 임신, 분만과 관련된 문화적 역량은 무엇인가?

____

____

이름 : ______________________ 날짜 : ______________

과목명 : ______________________ 지도교수 : ______________

사례연구: S씨

28세의 S씨는 초등학교 선생님으로 결혼 후 임신 1회, 분만 1회의 과거력을 가지고 있다. 자연분만에 실패하여 제왕절개로 4.08kg 남아를 낳았다. 척수마취를 받았으며, 분만실에서 왼손에 5% D/W을 시간당 125mL의 속도로 정맥 주입중이다. S씨의 상태가 불안정하여 핵심적 신체사정을 수행한다.

건강력

- 전반적 건강상태: 체온 37.22℃. 깨어 있고 명료하며, 지남력이 있음. 피로하지만 행복하다고 이야기함
- 피부: 창백한 피부색, 창백한 손톱바닥, 모세혈관 재충혈 시간은 3초, 건조하고 창백한 점막, 차고 축축한 피부
- 호흡: 호흡수는 12회/분으로, 얕은 호흡
- 심혈관계: 빈맥 118회/분이고 규칙적, 혈압 90/50mm Hg, 수축기 잡음 양성 2/6, 맥박은 +2
- 유방: 단단함. 정맥 양상은 증가, 검은 유륜, 유두는 튀어나와 있음. 모유 수유할 계획임
- 복부: 확장됨, 드레싱은 건조하고 이상은 없음. 장음이 없음. 압통이 있음. 배꼽에서 자궁은 부드러움. 응고 덩어리가 있으며 다량 출혈 있음
- 비뇨생식기계: 유치도뇨관을 하고 있으며 소변은 깨끗하고 노란색임
- 근골격계: 상지 근력 5/5, 하지는 허약하고 감각이 떨어짐
- 신경계: 하지의 감각이 감소됨. "감각이 둔하게 느껴져요"

9. 문제가 될 만한 소견은 무엇인가?

____

10. 출혈 징후를 보이는 사정소견은 무엇인가?

____

____

11. 마취와 관련된 사정 자료는 무엇이고 면밀히 감시해야만 하는 것은 무엇인가?

____

12. S씨의 수액상태를 평가할 때 도움을 줄 수 있는 추가적 사정 자료는 무엇인가?

____

13. 대상자가 제왕절개를 했다는 것을 고려할 때, 주의깊게 관찰해야 하는 다른 기관은 무엇인가?

____

14. S씨의 상태가 안정될 때, 간호계획을 세우기 위해 요구되는 추가적인 사정 자료는 무엇인가?

15. 다음 간호진단에 대한 근거자료를 제시하시오.

a. 출혈과 관련된 체액 부족

b. 환기장애 위험성

c. 감염 위험성

d. 통증 위험성

16. 추가할 간호진단을 기술하시오.

Chapter 24

신생아와 영아 사정
Assessing the Newborn and Infant

이름 : ______________________ 날짜 : ______________

과목명 : ______________________ 지도교수 : ______________

1. 신생아가 출생하면서 많은 변화들이 뚜렷하게 나타나지만 출생 직후 혹은 1년 이내에 사라진다. 변화와 정의를 알맞게 연결하시오.

변화	정의
1. 말단청색증(acrocyanosis)	a. 피부가 벗겨짐
2. 태지(vernix caseosa)	b. 구개수에 있는 작고 흰 진주 같은 상피세포 형태의 수포
3. 표피탈락(desquamation)	c. 피부에 있는 하얗고 치즈 같은 피지
4. 대리석피부증(cutis marmorata)	d. 아래쪽은 붉고 위쪽은 창백함
5. 할리퀸 색조변화(Harlequin sign)	e. 얼굴, 등과 어깨에 있는 미세한 털
6. 배냇솜털(lanugo)	f. 얼룩덜룩한 피부
7. 미립종(milia)	g. 골막과 두개골사의 혈종
8. 엡스타인진주(Epstein's pearls)	h. 목덜미에 나타나는 편평 혈관종
9. 두개골유합증(craniosynostosis)	i. 출생과정에서 생긴 외상으로 부드러운 두피의 부종
10. 혈관종(stork bites)	j. 봉합선의 조기 폐쇄
11. 산류(caput succedaneum)	k. 사지청색증
12. 두개혈종(cephalhematoma)	l. 얼굴에 있는 하얀색의 구진

2. 아프가 점수 사정의 5가지 영역은 무엇인가?

____

3. 신생아의 건강력 사정 시 포함해야 하는 영역은 무엇인가?

____

4. 신생아와 영아 사정 시 포함해야 하는 측정은 무엇인가?

____

5. 각 반사와 검사방법을 적절하게 연결하시오.

반사	검사법
1. 모로 반사	a. 이마를 가볍게 두드림
2. 놀람 반사	b. 영아의 손바닥 위에 검진자의 손가락을 댐
3. 긴장성 경반사	c. 얼굴을 가볍게 긁음
4. 손바닥 파악 반사	d. 갑자기 침대를 흔들거나 앉은 자세에서 영아를 안고 있는 동안 약간 머리를 뒤로 젖히게 함
5. 발바닥 파악 반사	e. 발바닥 바깥쪽에서 엄지발가락까지 긁음
6. 바빈스키 반사	f. 영아를 똑바로 세워 잡고 발을 편평한 바닥에 닿게 함
7. 보행 반사	g. 갑자기 큰소리를 냄
8. 기기반사	h. 영아를 똑바로 눕히고 다리를 신전시켜 발을 자극함
9. 매그넛 반사	i. 영아를 엎드려 눕히고 손가락으로 척추 위에서 아래로 가볍게 긁음
10. 당겨 일어나 앉기 반사	j. 다리를 굴곡시킨 채 발바닥에 압력을 줌
11. 교차신전 반사	k. 발바닥 파인 곳에 엄지손가락을 댐
12. 체간 만곡 반사	l. 영아를 바로 누운자세로 눕힌 후 머리를 한쪽으로 회전시킴
13. 포유 반사	m. 앉은 자세로 신생아의 팔을 잡고 당김
14. 흡철 반사	n. 신생아의 혀 끝부분을 촉진함
15. 내밀기 반사	o. 신생아의 입술을 자극함
16. 미간 반사	p. 엎드려 눕힘

6. 신생아나 영아의 사정 수행 시 전신에서 관찰할 수 있는 변화나 일반적 소견은 무엇인가?

____

____

____

7. 문화적 배경을 고려할 때 신생아 간호와 관련된 문화적 관습은 무엇인가?

____

____

이름 : ______________________ 날짜 : ______________

과목명 : ______________________ 지도교수 : ______________________

사례연구: R씨

28세 여성인 R씨는 2주 된 아들 R을 소아과에 데리고 왔다. R은 정상분만으로 태어났다. 그러나 현재 R씨는 "아들이 삼키지 않아요." "내 첫 아기이고 잘못될까봐 두려워요."라며 걱정하고 있다. 아기는 탈수 징후를 보이고 있다. 아기 상태가 심각한 것을 고려해서 핵심적 신체사정을 수행한다.

건강력

주호소:

"아기가 삼키지 않아요"

증상 분석:

P–수유 후 1시간 이내로 토함.

Q–"방 맞은편까지 음식을 토해요." 구토는 상한 우유 같음

R–구토 후에 배가 고픈 것처럼 다시 수유를 원함. 아기는 더 지쳐 가고 있는 것처럼 보임

S–처음에는 가끔 토했지만 지금은 먹을 때마다 토하는 것 같음

T–구토는 태어난 지 1주일이 되었을 때부터 시작하였음

과거력:

- 임신, 진통 그리고 분만 시 중요한 사건은 없었음
- 출생 시 아프가 점수는 9/10, 몸무게 8.62kg
- 문제없이 출생 직후 수유를 시작함

가족력:

- 아버지가 5주 때 유문협착증이 있었음

8. R의 정보에서 유문협착증 위험성이 있다고 여겨지는 요인은 무엇이고, 그 이유는 무엇인가?

____

____

____

9. 탈수 위험성을 고려할 때 어머니 R씨에게 아기의 탈수 상태에 대한 정보를 얻기 위해 추가로 해야 할 질문은 무엇인가?

____

____

____

■ ■ ■ 신체사정

- 전반적 외양: 기면 상태
- 활력징후: 체온 37.7℃, 맥박 180회/분, 호흡 45회/분, 몸무게 3.17kg
- 피부: 긴장도가 떨어짐. 따뜻하고 건조한 피부
- 머리 눈 귀 코 목: 움푹 들어간 천문, 분홍색이지만 건조한 점막
- 호흡기계: 빠른 호흡, 폐는 깨끗함
- 심혈관계: 빈맥
- 복부: 팽창된 상복부, 상복부에서 역행하는 연동파형이 보임. 장음 있음. 상복부에 있는 올리브 모양의 덩어리
- 신경계/근골격계: 약함. 접촉 자극에 반응. 활동적이지 않음

10. 유문협착증을 암시하는 사정소견은 무엇인가?

____

____

11. 탈수를 암시하는 소견은 무엇인가?

____

____

12. R의 나이를 고려할 때, 이 단계에서 이루어야 하는 발달과업은 무엇인가?

____

13. R의 신뢰감을 유지할 수 있도록 하는 간호중재를 한 가지 기술하시오.

____

14. 다음의 간호진단에 대한 근거를 제시하시오.

a. 구토와 관련된 체액 부족

____

b. 음식을 섭취하는 능력 저하와 관련된 영양 부족: 신체요구량보다 적음

____

15. 다음 간호진단은 잠재적이거나 위험성이 있다. 이 진단이 가능한 이유를 기술하시오: 흡인 위험성

____

16. 추가적인 간호진단을 기술하시오.

____

____

Chapter 25

유아와 학령전기 아동 사정

Assessing the Toddler and Preschooler

이름 : ______________________ 날짜 : ______________

과목명 : ______________________ 지도교수 : ______________________

1. 유아기의 발달과업은 자율성 대 수치심과 의심이다. 이 단계의 발달과업을 성공적으로 달성하는 아동에게 관찰할 수 있는 행위는 무엇인가? 반대로 이 단계의 발달과업을 달성하지 못한 아동에게 관찰할 수 있는 행위는 무엇인가?

2. 학령전기 아동의 발달과업은 주도성 대 죄의식이다. 이 단계의 발달과업을 성공적으로 달성하는 아동에게 관찰할 수 있는 행위는 무엇인가? 반대로 이 단계의 발달과업을 달성하지 못한 아동에게 관찰할 수 있는 행위는 무엇인가?

3. 유아와 학령전기 아동의 주요 건강문제는 무엇인가?

4. 아동학대가 의심되는 건강사정 소견을 기술하시오.

5. 유아와 학령전기 아동의 신체사정 시 반드시 고려해야 할 점을 기술하시오.

6. 성인의 신체검진과 다른 점은 무엇인가?

____

____

7. 유아와 학령전기 아동을 사정할 때 전신에서 시진할 수 있는 변화나 일반적 소견은 무엇인가?

____

____

8. 검진자의 문화적 배경을 고려할 때 아동을 위한 문화적 기대는 무엇인가?

____

이름 : ______________________ 날짜 : ______________

과목명 : ______________________ 지도교수 : ______________

사례연구: M

M은 15개월의 남아로 17세의 엄마와 같이 응급실로 내원하였다. M의 엄마는 걱정스러운 목소리로 "고열"이 있었고 계속 까탈스럽게 굴며 불안정하다고 하였다. 내원 당시 활력징후는 직장체온 38.4℃, 맥박 158회/분, 호흡 32회/분, 혈압 112/74mmHg이었으며, 체중은 9kg, 키는 75cm이었다. 건강력 사정과 신체검진을 하는 동안 M은 낑낑거리며 엄마에게 매달렸고, 엄마는 우유를 먹이려고 애를 썼다. M은 체구가 작은 편이었고 안색이 창백하였다.

건강력

개인력:

- 15개월 남아로 동생이 있음
- 건강보험: 의료보험
- 미혼모와 살고 있음(17세, 실직). 모자는 엄마가 직장을 구할 때까지 "좋은 친구"와 살고 있음(친구의 주소 확인됨)

현재 건강상태:

- 엄마에 따르면 지난 몇 달 전까지 아동의 건강은 "괜찮았지만" 이후 까탈스럽게 굴기 시작하고 활동내구성(activity tolerance)이 줄어들고 잠을 제대로 자지 못했다고 함
- 호흡기계 감염이 잦았으며, "열이 많이 나는 것 같았지만" 체온계가 없어서 체온을 잴 수는 없었다고 함

과거력:

- 임신 제3분기까지 산전진찰을 받은 적 없음. 18시간 진통 후 경막외 마취와 겸자분만함
- 출산예정일보다 "몇 주" 먼저 분만하였고 출산 후 집으로 퇴원함. 아프가 점수는 확실치 않음. 출생 당시 신생아는 울었고 수유 시 어려움은 없었다고 함
- 생후 6개월째 호흡기세포융합바이러스로 입원. 생후 1년 동안 중이염 치료를 3회 받음(치료받은 날짜와 당시 개월 수는 확실치 않음). 아동이 "감기에 많이 걸렸다"고 함
- 출생 후 2차 예방접종 이후 받은 적 없음
- 항생제 외 복용하는 약물 없음. "열이 나거나" 까탈스러워지면 Tylenol을 복용함. "보라색" 감기용 일반의약품을 복용함(정확한 약명을 모름)
- 약물에 대한 알레르기는 없지만 다른 알레르기나 천식이 있는 것 같다고 함

가족력:

- 엄마는 스스로의 건강은 "좋으며", "감기를 1년에 한 번 혹은 두 번 정도 걸린다"고 함
- 외할아버지는 엄마가 8세 때 집을 나감. 건강은 모름
- 외할머니의 건강은 "나쁘며" 속발성 관절염(secondary arthritis)과 "정신과적 문제"가 있음
- 엄마의 형제자매 3명의 건강도 "좋다"고 함
- M의 생부의 건강도 "좋은" 것으로 알고 있다 함. 현재 연락을 하고 있지 않음(생부 역시 두 아이에게 연락하지 않음)
- 친할아버지는 30대에 교통사고로 사망하였고 건강문제는 모름
- 친할머니는 60대로 당뇨를 앓고 있음
- 여러 친가 친척의 건강에 대해 모름

계통별 문진

- 전반적 건강 조사: 평소보다 더 까탈스럽고 불안정함. 평소보다 감기에 많이 걸리고 잘 자지 못함
- 피부계: 피부, 머리카락 또는 손톱의 변화 없다 함

- 머리 눈 귀 코 목: 귀를 잡아당기고 있음. 쉰소리, 눈 문지르기 또는 과도한 눈물/발적은 없다고 함
- 호흡기계: 감기에 자주 걸림
- 심혈관계: 울거나 움직일 때 "심장이 빨리 뛰고 흉곽이 고동치는 것처럼 느껴진다"고 함
- 소화기계: 하루 이상 지속되지 않는 간헐적 설사/구토
- 비뇨생식기계: 포경수술하였으며, 소변보는 데 어려움 없음
- 근골격계: 어려움이나 문제점 없다 함
- 신경계: 발작은 없었으며, 듣거나 보는 데 문제는 없다고 함
- 림프계: 감기에 자주 걸린다 함. 예방접종을 받지 않은 상태이기 때문에 걱정된다고 함

심리사회적 정보:

- 자가간호 활동: 젖병을 잡고 스스로 먹고 있으며, 한 곳을 주목하거나 움직이기를 원하는 것을 의미함
- 영양 양상: 약 10~11개월에 가격이 저렴한 "일반 우유"로 바꿈(전유인지는 잘 모름). 여전히 우유병으로 하루 200L를 섭취함. "까다롭지만 우유를 좋아한다"고 함. 가끔 토스트, 사과, 시리얼을 먹음. 물은 평소 아이가 거부하기 때문에 드물게 먹음. 엄마가 어렸을 때 작았기 때문에 아이의 "저체중"에 대해 걱정하지 않음. 24시간 회상법: 아침-우유 250mL, 애플소스 1/4컵. 아침간식-우유 230cc 이상. 점심-국물을 제외한 라면국수 1/4컵, 우유 250mL 이상. 오후간식-낮잠 전 우유 230cc, 깨었을 때 콜라 250mL. 저녁-피자는 거부함. 우유 250mL 이상, 쿠키. 잠자기 전-우유 250mL. 엄마에 따르면 꽤 일반적인 영양 양상으로, 평소에도 조금 먹지만 최근 식욕이 감소되었다고 함. 가끔 밤중에 깨어나 젖병을 원하기도 함
- 활동 및 운동 양상: 아이는 활동적인 편이 아니라고 함. 조용히 노는 것을 좋아하고 대부분의 시간을 실내에서 TV를 시청하는 편임. 조용하고 친해지는 데 시간이 걸리지만 일반적으로 "좋은 아이"라고 함
- 배설: 기저귀를 착용하고 있으며, 거의 매일 반고형의 갈색 대변을 보지만 종종 설사나 변비가 있음
- 수면 및 휴식 양상: 매일 8~10시간 수면하며 하루에 1~3시간의 낮잠을 2~3회 잠. 우유먹는 것이 수면에 도움이 됨. 보통 밤 9시에 잠자리에 들며 아침 7, 8시면 자연스레 일어나 9시경 엄마가 일어날 때까지 조용히 논다고 함. 보통 자는 데 문제가 없으며, 종종 일어지만 자연스럽게 다시 잠을 잠. 지난 몇 달간 밤에 일어나면 더 까다로웠음
- 개인 습관(담배, 술, 카페인 및 약물): 흙이나 바닥에 있는 작은 조각들을 입에 넣기 시작함. 엄마는 담배를 하루 10~20개피씩 피움. 청량음료를 먹는 것은 허용하였지만 하루 한 병 이상은 아이에게 좋지 않다고 생각하기 때문에 하루 한 병으로 제한하고 있음
- 직업적 건강 양상: 엄마의 요구에 따라 달라짐. 엄마는 3개월 전 보모를 신청하였지만 추후 확인하지 않음. 엄마는 고등학교를 중퇴한 상태로 직장을 구하는 데 어려움이 있으며, 저렴하고 이용 가능한 보육시설을 찾지 못하는 한 직종이나 직장 위치에 제한이 있다고 함
- 환경적 건강 양상: 페인트와 회반죽이 벗겨진 "매우 오래된 집"에 가족이 살고 있지만 엄마는 아이가 떨어진 것을 먹는 것을 본 적이 없다고 함. 청소 용품 및 약품은 아이의 손이 닿지 않는 곳에 보관하려고 함. 계단은 열려 있지만 아이는 "신경쓰지 않으며" 엄마가 소리를 지르면 멀리 떨어짐. 집이 분주한 거리에 있기 때문에 아이는 보통 실내에 있으며, 가끔 작은 울타리 친 뒷마당에서 논다고 함. 친구의 차에 안전벨트가 있지만 사용하지는 않으며, 아동용 카시트는 없음
- 역할 관계: 엄마는 아이를 사랑한다고 함. 아이를 "슬픔을 많이" 주지 않는 "좋은 아이"라고 함. 생부는 모자와 살거나 연락한 적이 없음. 혼자서 아이를 돌보는 것이 "괜찮다"고 하며 학대나 폭력을 휘두른 적은 없다 함. 가끔 경제적으로 도움을 주는 이모(엄마의 언니) 외에는 외가 친척을 만난 적은 없음
- 스트레스와 대처: 아이는 불편하거나 화나면 울거나 까탈스러워짐. 엄마는 우유나 타이레놀(상태가 나쁘다고 여겨질 때)을 먹여서 진정시킴. 훈육은 손바닥을 때리거나 "안돼"라고 말함. 아이는 보통 투덜거리기는 하나 손바닥을 맞거나 혼나지는 않는다고 함

9. 영양결핍의 위험을 의미하는 M의 건강력은 무엇인가?

____

10. 영양결핍을 의미하는 24시간 회상법 정보는 무엇인가?

____

11. 귀 감염의 위험을 높이는 M의 건강력은 무엇인가?

____

____

12. 영양결핍 외에 M에게 위험한 다른 건강문제는 무엇인가?

____

신체사정

- 전반적 외양: 일반적으로 수동적이며 긴장됨. 흐느껴 울고 있으며 의료진에 대한 격렬한 거부 없이 엄마에게 매달려 있음. 창백하며 엄마의 무릎에 힘없이 앉아 있음. 연령보다 작아 보임
- 활력징후: 직장 체온 38.4℃, 맥박 158회/분, 호흡 32회/분, 완전하고 깊음, 혈압 114/74mmHg, 체중 9kg, 키 75cm
- 피부계: 피부는 따뜻하고 촉촉함. 손톱은 숟가락 모양이며 잘 부러짐
- 머리 눈 귀 코 목:
  - 머리 크기는 정상이며, 머리카락은 균일함. 두피는 건조하고 벗겨지기 쉬움
  - 동공은 균등하고, 빛에 반응함. 대광반사는 양측 동일함. 모든 영역의 물체를 볼 수 있으며 공막은 흰색, 결막은 창백함
  - 귀 뒤의 이물질, 양측에 소량의 밝은 갈색 귀지, 고막은 돌출되고 붉은 색으로 약간 움직임이 있음
  - 코는 중앙에 있으며, 중격의 편위가 없고, 점막은 창백하고 촉촉함
  - 치아가 보이며 늦게 시작한 젖병 수유로 충치 소견이 보임. 혀는 중앙에 있으며, 구역반사는 손상이 없음. 목은 분홍색으로 삼출물이나 발적 없음
- 호흡기계: 호흡수 32회/분으로 거친 호흡, 호흡음은 양측이 동일하며, 청진음은 명료함. 그렁거림이 들림
- 심혈관계: 두드러진 전흉부 박동. 최대박동점이 쉽게 관찰되며 6번째 늑간의 좌측중앙쇄골선에서 촉진됨. 심박동수 158회로 규칙적임
- 위장관계: 장음은 약간 감소되어 있으나 규칙적임. 촉진 시 불편감이나 병변은 없음
- 비뇨생식기계: 정상적인 남성 생식기. 요도구는 중앙에 있고 홍반은 없으며, 양측 고환은 내려와 있음. 항문은 정상
- 근골격계: 근긴장은 최소. 완전한 수동관절운동범위. 사지는 대칭적이며, 관절의 종창이나 염증 없음. 엄마에게 서서 걸어감. 걸음걸이는 정상
- 신경계: 뇌신경은 손상이 없음. 심부건반사는 동일하나 감소됨. 발달지연

13. 귀 감염이 의심되는 다른 신체사정 소견은 무엇인가?

____

14. 빈혈이 의심되는 신체사정 소견은 무엇인가?

____

15. 엄마는 M의 심장이 빨리 뛰고 흉곽이 고동치는 것처럼 느껴진다고 한다. 두드러진 전흉부박동과 빠른 심박동수을 유발하는 원인은 무엇인가?

____

16. 엄마의 교육요구도를 기술하시오.

____

17. M의 나이를 고려할 때, 이 시기의 적절한 발달과업은 무엇인가?

____

18. 이 단계의 발달과업을 기술하시오.

____

19. 다음의 간호진단에 대한 근거자료를 제시하시오.

a. 식이섭취 불량과 관련된 영양 부족: 신체 요구량보다 적음

____

20. 다음은 잠재적 또는 위험성 간호진단이다. 각각의 진단에 대한 가능한 이유를 기술하시오.

a. 잠재적 합병증: 감염과 관련된 고체온

____

b. 감수성 증가와 관련된 감염 위험성

____

c. 신체손상 위험성

____

21. M에게 내릴 수 있는 추가 간호진단을 기술하시오.

____

____

Chapter 26

학령기 아동과 청소년 사정

Assessing the School-Age Child and Adolescent

이름 : ____________________ 날짜 : ____________

과목명 : ____________________ 지도교수 : ____________

1. 학령기 아동의 발달과업은 근면성 대 열등감이다. 이 단계의 발달과업을 성공적으로 달성하는 아동에게 관찰할 수 있는 행위는 무엇인가? 반대로 이 단계의 발달과업을 달성하지 못한 경우 관찰할 수 있는 행위는 무엇인가?

2. 청소년의 발달과업은 정체감 대 역할 혼미이다. 이 단계의 발달과업을 성공적으로 달성하는 청소년에게 관찰할 수 있는 행위는 무엇인가? 반대로 이 단계의 발달과업을 달성하지 못한 경우 관찰할 수 있는 행위는 무엇인가?

3. 학령기 아동과 청소년의 신체사정 시 반드시 고려해야 할 점은 무엇인가?

4. 학령기 아동과 청소년에게 건강교육이 필요한 부분을 기술하시오.

5. 신체검진 시 성인과 어떻게 달라야 하는가?

6. 학령기 아동과 청소년을 사정할 때 전신에서 시진할 수 있는 변화나 일반적 소견은 무엇인가?

7. 검진자의 문화적 배경을 고려하였을 때, 청소년에 대한 문화적 기대는 무엇인가?

이름 : ______ 날짜 : ______

과목명 : ______ 지도교수 : ______

사례연구: L

L은 10세 남아로 급성 림프구성 백혈병으로 내원하였다. 엄마에 따르면 평소 괜찮았지만 몇 주 전부터 늘 피곤을 호소하였다고 한다. 환아는 양치할 때 잇몸에서 피가 났고 부딪힌 기억이 없는데 팔에 멍이 있었다고 한다.

건강력

주호소:

"늘 피곤해요"

증상 분석:

P–촉진 요인 없음. 휴식 시 조금 완화됨

Q–"그냥 피곤해요, 에너지가 없어요"

R–잇몸 출혈과 멍이 관련 징후/증상임

S–더 악화되는 것처럼 보임

T–몇 주 전부터 시작됨

과거력:

- 6세 이전까지 빈번한 귀 감염
- 수술이나 입원한 적 없으며 외상 입은 적 없음
- 예방접종은 모두 실시함
- 알레르기: 약물 알레르기 없음. 과민반응은 없으나 페니실린 알레르기가 있으며, 음식이나 환경에 대한 알레르기는 없음
- 복용 약물 없음

가족력:

- 백혈병의 가족력

계통별 문진

- 전반적 건강상태: 피로, 식욕 감소, 지난 한 달간 1kg의 체중 감소
- 피부계: 원인 불명의 멍
- 머리 눈 귀 코 목: 잇몸의 출혈, 목의 "종괴"
- 호흡기계: 활동 시 숨참
- 심혈관계: 불편감 없음
- 근골격계: 허약
- 신경계: 불편감 없음

심리사회적 정보

- 건강양상/신념: 매해 건강검진을 받음. "나는 항상 미리미리 대처하려고 했어요"라고 엄마가 말함
- 일상생활: 아침 7시에 일어나 아침을 먹고 8시까지 등교함. 오후 3시에 수업을 마치고 5시까지 방과후 운동을 함. 6시에 저녁을 먹고 7~9시 사이에 숙제를 한 뒤 샤워 후 10시경 잠자리에 듦. 학교에서는 잘 지낸다고 함
- 영양 양상: 24시간 회상법: 아침–오렌지 주스 113g, 우유와 시리얼. 점심–땅콩버터와 젤리 샌드위치, 쿠키, 우유. 간식–과일과 우유. 저녁–햄버거, 잘게 썬 감자 튀김, 초코 케이크
- 수면 및 휴식 양상: 깨지 않고 9시간 수면함
- 활동 및 운동 양상: 스포츠를 좋아하며, 보호장구를 착용한다고 함
- 환경적 건강 양상: 집에 도난경보기와 화재경보기가 있음. 교외에 거주함
- 종교 및 문화적 영향: 개신교. 문화는 건강에 영향을 미치지 않음
- 사회적 지지: 가족, 학교 친구

건강력

- 전반적 외양: 각성 상태, 깨어 있으며, 지남력 있음. 창백하고 피곤해 보임
- 활력징후: 직장 체온 37.2℃, 맥박 104회/분, 호흡 22회/분, 혈압 100/60mmHg

- 피부계: 피부, 점막, 결막은 창백하고 양측 팔에 몇 개의 멍(3cm)이 있음. 다른 병변 없음
- 머리 눈 귀 코 목: 점막 출혈, 경부 림프절 비대가 있음
- 호흡기계: 폐는 깨끗함
- 심혈관계: 심박동은 규칙적이고 율동적임. 빈맥, 수축기 심잡음 II/VI
- 복부: 비장비대와 간비대 양성
- 근골격계/신경계: 상하지를 움직일 수 있으나, 전반적으로 허약함

8. 빈혈이나 출혈을 의미하는 사정 자료를 기술하시오.

___

9. 감염을 의미하는 사정 자료를 기술하시오.

___

10. 빈혈, 출혈, 감염이 급성 림프구성 백혈병의 주요 합병증임을 고려할 때, 적절한 간호진단을 기술하시오.

___

11. 다음의 간호진단에 대한 근거자료를 제시하시오.

a. 신체요구량보다 적은 영양부족

___

b. 빈혈로 인한 부적절한 조직관류와 관련된 피로

___

12. L에게 내릴 수 있는 추가 간호진단을 기술하시오.

___

13. L의 나이를 고려할 때, 이 시기의 적절한 발달과업은 무엇인가?

___

14. 이 발달단계의 발달과업을 기술하시오.

___

이름 : ____________________ 날짜 : ____________

과목명 : ____________________ 지도교수 : ____________

사례연구: R

R은 18세 소녀이며, 7개월간의 무월경으로 내원하였다. R은 육상선수 장학금을 받고 입학한 대학 신입생이다. 대상자는 평소에 건강하였고 다른 증상은 없었으며 체중 감소가 없었다고 한다. 대상자는 매일 오전 6시, 저녁 6시에 19.3km씩 달리며 하루 세 번 식사를 한다고 한다. 대상자는 5남매의 첫째로 가족 중 처음으로 대학에 진학하였으며, 가족은 농장을 운영하고 있다. 2년간 육상선수로 활동하였다.

건강력

주호소:

"7개월 동안 생리가 없어서 걱정이 돼요. 뭐가 문제인지 알아보고 싶어요"

현재 건강상태:

- 최근 체중 감소 없음
- 식욕과 관련된 문제는 없으며 건강식이를 하고, 식욕부진이나 신경성 거식증 증상은 없다고 함
- 성생활은 하지 않음
- 무월경 이전의 월경은 양이 적었고 5일간 지속되었다고 함

15. R의 건강력을 고려할 때, 무월경에 기여한 가장 우선적인 영향요인은 무엇인가?

____

과거력:

- 초경 16세
- 성생활이나 경구피임약 복용 경험 없음
- 지속적인 신체적 외상 없음
- 수술한 적 없음
- 1년 전 빈혈
- 복합비타민 복용
- 부인과 검진 받은 적 없음
- 질 또는 생식기계 감염력 없음

가족력:

- 부모 생존해 있으며 건강함
- 남동생 3명, 여동생 1명, 모두 건강함

심리사회적 정보:

- 영양/체중 양상: 식욕은 좋으며, 최소 하루 3끼 식사함. 최근 체중 변화 없으며, 하루 2L 이상의 음료를 섭취함
- 활동 및 운동 양상: 매일 아침과 저녁에 19.3km씩 달리지만, 다른 운동은 거의 하지 않음
- 수면 및 휴식 양상: 매일 밤 7시간 수면
- 환경적 건강 양상: 룸메이트와 대학 기숙사에 살고 있음. 일주일 이상 집을 떠나기는 이번이 처음임. 작은 농촌지역 출신

16. R의 초경 연령을 고려할 때, 무월경의 원인은 무엇인가?

17. 무월경은 원발성인가 아니면 속발성인가?

■ ■ ■ 신체사정

- 전반적 외양: 18세보다 어려 보임. 기분은 적절함. 의사소통이 가능하며 기꺼이 검진을 받을 의사가 있음
- 키: 155cm
- 체중: 45kg

시진

- 피부계: 머리카락은 성숙수준에 적절함
- 생식기계: 병변 없으며, 감염 징후 혹은 뚜렷한 선천성 비정상 소견 없음
- 경부는 가운데에 있으며, 깨끗한 분홍색으로 병변 없음. OS는 개방되어 있음

촉진

- 생식기계: 음순, 요도구, 스킨선, 바르톨린샘의 부종이나 경화 없음. 질근육의 긴장은 강함
- 두손촉진: 경부 움직이며, 압통 없음. 자궁은 작고, 배 모양으로 단단하고 움직이며, 압통 없고 앞으로 구부러져 있음
- 부속기관: 양측 난소는 단단하고 움직이며 압통이 없음

18. 무월경 외에도 추가검사가 필요한 다른 소견은 무엇인가?

19. R의 나이를 고려할 때, 이 시기의 적절한 발달과업은 무엇인가?

20. 이 단계의 발달과업을 기술하시오.

21. 다음은 잠재적 또는 위험성 간호진단이다. 각각의 진단에 대한 가능한 이유를 기술하시오.

a. 신체요구량보다 적은 영양부족 위험성

b. 운동과 생리주기에 대한 이해 부족과 관련된 건강유지 위험성

22. 추가적인 간호진단을 기술하시오.

Chapter 27

노인 사정

Assessing the Older Adult

이름 : ____________________ 날짜 : ____________

과목명 : ____________________ 지도교수 : ____________________

1. 노인이 호소하는 증상을 모호하게 만드는 세 가지 요인을 기술하시오.

2. 노인에게 건강력을 수집할 때 특별히 고려해야 할 점은 무엇인가?

3. 노인의 발달과업은 자아통합 대 절망이다. 만약 대상자가 성공적으로 이 단계의 발달과업을 성취하였다면 어떤 행동을 할 것인가? 만약 이 단계에서 발달과업을 성공하지 못했다면 어떤 행동을 하겠는가?

4. 노인을 사정할 때 고려해야 할 5가지 요인을 나열하시오.

5. 노인을 사정할 때 전신에서 볼 수 있는 변화들은 무엇인가?

6. 실금의 종류와 정의를 올바르게 연결하시오.

실금의 종류	정의
1. 스트레스	a. 인지나 신체손상으로 화장실에 갈 수 없어서 일어나는 실금
2. 절박성	b. 복압의 상승으로 인한 비자발적인 실금
3. 범람성	c. 배뇨를 참지 못하여 일어나는 실금
4. 기능성	d. 과잉팽창된 방광으로 인한 실금

7. 문화적 특성을 고려할 때 가족과 사회에서 노인의 역할에 대한 검진자의 문화적 관점은 무엇인가? 어떻게 노인을 돌볼 것인가?

____

이름 : ________________ 날짜 : ________________

과목명 : ________________ 지도교수 : ________________

사례연구: O씨

65세 O씨는 퇴행성 관절질환이 있으며 인공 슬관절 전치환술을 시행받기 위해 정형외과에 입원하였다. 대상자는 바닥재를 설치하고 청소하는 직업을 가지고 있다가 퇴직하였고 아내와 살고 있으며 근처에 30세의 아들이 살고 있다.

건강력

주호소:

"무릎 통증이 더 심해지고 있어요. 주변을 걷기도 힘들어요."

증상 분석:

P–움직이면 통증이 생김. 날씨가 나빠지면 통증이 더 심해짐. 쉬고 약을 먹으면 좀 나아짐

Q–둔하고 쑤시는 통증 지속됨

R–무릎

S–8/10 변함 없음

T–5년 전부터 시작됨

과거력:

- 홍역, 볼거리, 수두 그리고 풍진을 앓았지만 구체적으로 기억하지 못함
- 45세에 서혜부 탈장 재건술, 50세에 내측 측부인대가 찢어짐. 입원한 적은 없음
- 고혈압 있음
- 약물 알레르기는 없다고 함. 페니실린을 맞은 적이 있으며 부작용은 없었다고 함. 음식이나 환경에 대한 알레르기 없음
- 관절염으로 비스테로이드성 소염진통제(celecoxib [Celebrex]), 고혈압으로 매일 furosemide(Lasix) 20 mg을 복용 중임

가족력:

- 고혈압, 심혈관 질환, 퇴행성 관절질환

계통별 문진:

- 전반적 건강상태: 일반적으로 무릎 통증을 제외하고는 좋다고 함
- 피부: 문제 없다고 함
- 머리 눈 귀 코 목: 문제 없다고 함
- 호흡기: 문제 없다고 함
- 심혈관계: 흉통이나 심계항진은 없다고 함. 1년 전 심전도는 정상이었다고 함
- 비뇨생식기계: 문제 없다고 함
- 근골격계: 하지의 허약감, 걷기 어렵다고 함
- 신경계: 문제 없다고 함

심리사회적 정보:

- 건강 양상과 신념/자가간호 행위: 일반적으로 아플 때만 의사를 방문하나 최근에는 고혈압 때문에 몇 달마다 방문함
- 일상생활: 아침 7시에 기상, 아내와 아침식사 후 신문을 읽음. 점심 때까지 정원에서 일하고 오후에 낮잠을 잠. 저녁을 먹고 11시까지 텔레비전을 보고 잔다고 함
- 활동/운동 양상: 무릎 통증으로 평상시만큼 활동하지 못함. 지팡이를 짚어야만 함
- 수면/휴식 양상: 평소 밤에 7~8시간 수면을 취함. 그러나 무릎 통증으로 몇 번씩 깬다고 함

- 직업적 건강 양상: 퇴직함
- 역할/관계/자아개념: 32세에 결혼함. "장애인" 처럼 느껴진다고 말함
- 문화적/종교적 영향: 가톨릭 신자. 1주일에 몇 번씩 교회에 감
- 성적 양상: 무릎 통증이 성행위에 영향을 준다고 함
- 사회적 지지: 아내와 아들이 중요한 지지자임. 32년 동안 결혼을 유지해오고 있음

■ ■ ■ 신체사정

- 전반적 외양: 잘 발달됨. 비만인 남자. 나이에 맞게 보임. 적절하게 반응. 유쾌한 정서. 지팡이를 짚고 이동함
- 활력징후: 체온 37.0℃, 맥박 80회/분, 호흡 18회/분, 혈압 150/90mmHg, 키 183cm, 체중 113kg
- 피부: 피부는 정상, 따뜻하고 건조하며 분홍색임. 몸통 상부 몇 군데 지루성각화증 있음
- 머리 눈 귀 코 목:
  - 머리: 중앙에서 대칭적임
  - 눈: 렌즈 착용 후 교정시력은 20/20, 외안근은 정상임. 말초시야 정상임. 검안경 검사–정상범위 내에 있음
  - 귀: 청력은 정상임. 고막 정상이고 진줏빛 회색, 분비물 없음
  - 코: 개방적이고 분비물 없음
  - 구강과 인후: 점막은 분홍빛이고 촉촉하고 정상임. 병변 없음
- 호흡기계: 폐는 깨끗함
- 심혈관계: 맥박과 리듬은 규칙적임. S_4 있음. 맥박은 +2
- 복부: 크고 둥글고 부드러우며 압통은 없음. 장음 있음. 장기비대 없음
- 근골격계: 상지의 ROM은 정상. 무릎의 ROM은 감소되어 있음. 마찰음과 부종이 있음. 하지의 근력은 4/5, 상지의 근력은 5/5
- 신경계: 깨어 있음. 사람/장소/시간 지남력 있음. 퇴행성 관절질환으로 불안정한 걸음걸이. 뇌신경 1~12번까지 정상임. 감각은 정상. 심부건 반사는 +2

8. O씨의 나이를 고려할 때, 이 단계에서 이루어져야 하는 발달과업은 무엇인가?

____

9. O씨의 질병은 이 단계의 발달을 성공적으로 수행할 수 있는 능력에 어떤 영향을 미칠 수 있는가?

____

10. O씨는 퇴행성 관절질환을 앓고 있다. 이것은 류마티스 관절염과 어떻게 다른가?

____

11. O씨의 정보로부터 퇴행성 관절질환 위험요인을 기술하시오.

____

12. O씨의 신체사정 결과로부터 퇴행성 관절질환 징후를 기술하시오.

____

____

13. 다음 간호진단의 근거자료를 기술하시오.

a. 신체활동과 관련된 통증

____

b. 통증과 허약감과 관련된 운동장애

____

c 통증과 관련된 수면양상 장애

____

14. O씨를 위해 추가할 간호진단을 기술하시오.

____

____

정답

Chapter 1 건강사정과 간호

1. 오심(nausea): 주관적
   청색증(cyanosis): 객관적
   황달(jaundice): 객관적
   부종(edema): 객관적
   무감각(numbness): 주관적
   발한(diaphoresis): 객관적
   창백(pallor): 객관적
   안검하수(ptosis): 객관적
   어지럼(dizziness): 주관적
   협착음(stridor): 객관적
   심계항진(palpitations): 주관적
   불규칙한 맥박(irregular pulse): 객관적
   가쁜 숨(shortness of breath): 주관적
   흉통(chest pain): 주관적

2. a. 2세 환아
   b. 환아 어머니, 과거 의무기록지
   c. "귀가 아파요", 불안정
   d. 39.5℃의 2세 여아, 기침, 콧물, 수면과 구강섭취 감소, 귀를 잡아당김, 세 번의 중이염 병력

3. 1. c
   2. f
   3. g
   4. h
   5. b
   6. d
   7. a
   8. e

4. a. "어떤 느낌인가요? 그리고 언제 시작되었나요? 아픈 곳을 짚어 보실래요?"
   b. "수술에 대해 이야기하고 싶으세요?"
   c. "무엇 때문에 그렇게 느끼시죠? 그것에 대해 이야기해 볼까요?"
   d. "의사 선생님이 뭐라고 말씀하셨죠?"
   e. "지금 제가 여기 있잖아요. 어떻게 도와드릴까요?"

5.

의사소통의 문제	**수정된 질문/진술**
a. 대상자를 유도함	"아픈 곳을 짚어 주실래요?"
b. 충고함	"무엇이 최선이라고 생각하시나요?"
c. 잘못된 확신을 갖게 함	"염려하고 계신 듯 보이네요. 그것에 대해 이야기해 볼까요?"

d. 의학용어 사용 "복강경을 이용하여 난소를 제거하게 될 것입니다. 배에 몇 군데 작은 벤 자국이 생길 거예요...."
e. 상투적인 말 사용 "이것에 대해 이야기하고 싶으세요?"
f. 한 번에 한 가지 이상 질문 "무엇이 문제라고 생각하세요?"
g. 사적인 반응을 보임 "많이 화가 나셨군요. 제가 어떻게 도와드릴까요?"
h. 주제를 바꿈 "이것에 대해 이야기하고 싶으세요?
i. 추측함 대상자의 교육수준과 무관하게 수술 전 기간을 모두 검토
j. 주제에 불편한 느낌 "이것에 대해 이야기하고 싶으세요?"
k. 명확히 하기보다 추측함 "약물 복용에 문제가 있나요?"

6. a. 78세 남성 대상자
b. 과거 의무기록지
c. "가슴이 아파 죽겠어요. 마치 무거운 기계가 짓누르고 있는 것 같아요.", 통증 강도는 10/10, 니트로글리세린 투여 후 8/10으로 감소. 호흡곤란
d. 혈압 170/110mmHg, 맥박 118회/분, 불규칙적, 호흡 32회/분, 체온 37.6℃, 산소포화도, 실온에서 90%, 심장모니터상 가끔씩 조기심실수축 동반한 동성빈맥 보임. 니트로글리세린 투여후 혈압 160/100 mmHg; 맥박 110회/분, 호흡 28회/분, 산소 3L/분 투여에 산소포화도 93%

7. S – "가슴이 아파 죽겠어요. 마치 무거운 기계가 짓누르고 있는 것 같아요."
O – 78세 남성. 혈압 170/110mmHg, 맥박 118회/분, 불규칙적, 호흡 32회/분, 체온 37.6℃, 산소포화도, 실온에서 90%, 심장모니터상 가끔씩 조기심실수축 동반한 동성빈맥 보임. 땀을 흘리고 피부는 창백하고 축축함
A – 흉통, 심혈관 상태 변화, 비효율적 호흡
P – 통증 완화, 효과적 호흡 확립, 안정된 심혈관 상태
I – 모니터 계속. 진단검사 결과 확인. 니트로글리세린 적정(titrate), 산소 계속 투여
E – 활력징후가 좀더 안정됨, 산소 3L/분 투여에 산소포화도 93%, 흉통 8/10

8. D – "가슴이 아파 죽겠어요...", 혈압 170/110mmHg; 맥박 118회/분, 불규칙적, 호흡 32회/분, 체온 37.6℃, 산소포화도 실온에서 90%, 심장모니터상 가끔씩 조기심실수축 동반한 동성빈맥 보임. 땀을 흘리고 피부는 창백하고 축축
A – 산소 3L/분, 심장 모니터, 니트로글리세린 IV, 진단검사 결과 확인
R – 니트로글리세린 투여 후 흉통 8/10, 혈압 160/100mmHg, 맥박 110회/분, 호흡 28회/분, 산소 3L/분 투여에 산소포화도 93%

9. P – 흉통, 비효율적 호흡, 심혈관상태 변화
I – 산소 3L/분, 심장 모니터, 니트로글리세린 IV, 진담검사 결과 확인
E – 니트로글리세린 투여후 흉통 8/10, 혈압 160/100mmHg, 맥박 110회/분, 호흡 28회/분, 산소 3L/분 투여에 산소포화도 93%

10. 특이사항 없음

11. 1
1
3
3
2

Chapter 2 건강력

1. a. 개인력
   b. 개인력
   c. 가족력
   d. 현재 건강상태
   e. 개인력
   f. 심리사회적 정보
   g. 과거력
   h. 심리사회적 정보
   i. 계통별 문진
   j. 과거력
   k. 계통별 문진
   l. 과거력
   m. 현재 건강상태
   n. 심리사회적 정보
   o. 계통별 문진
   p. 개인력
   q. 계통별 문진
   r. 개인력
   s. 심리사회적 정보
   t. 계통별 문진
   u. 심리사회적 정보
   v. 계통별 문진
   w. 개인력
   x. 심리사회적 정보
   y. 계통별 문진

2. 1. e
   2. a
   3. b
   4. c
   5. g
   6. h
   7. f
   8. d

Chapter 3 신체사정 접근법

1. 1. d
   2. e
   3. a
   4. b
   5. c
   6. k
   7. j
   8. l
   9. f
   10. h
   11. i
   12. g

2. a. 양손 촉진
   b. 촉진
   c. 타진
   d. 시진
   e. 청진
   f. 촉진
   g. 부구감 촉진
   h. 부구감
   i. 주먹 타진
   j. 타진
   k. 청진
   l. 촉진

3. a. 손바닥의 손가락쪽 봉긋한 부분 또는 척골부위
   b. 손등
   c. 손가락 끝의 바닥면/손끝

4. 비록 두 사람 다 호흡음이 정상이긴 하나 체중과 흉벽의 두께 차이로 설명할 수 있다.
   비정상 여부를 사정할 때 대상자 자신을 비교 대상으로 이용한다.

5. 영아: 부모가 아이를 잡아준다. 귀와 눈 검사는 마지막에 한다.
   학령전기: 부모가 같이 있어준다. 장난감이나 게임을 이용하거나 인형에게 시범보인다.
   청소년: 부모가 같이 있어주길 원하는지 묻는다(대부분 동석하는 것을 원치 않는다).
   임부: 임부와 태아 모두를 사정한다. 자궁저부 높이와 태아 심음을 포함한다.
   노인: 대상자가 힘들어할 경우 특정 검사체위는 피한다. 시력과 청력에 문제가 있을 수 있음을 고려한다.

6. a. 쇄석위 또는 배횡와위
   b. 슬흉위
   c. 앙와위
   d. 서 있는 자세
   e. 좌위

f. 앙와위 또는 좌위
g. 심스 체위 또는 슬흉위

7. a. 높다
b. 높다
c. 낮다
d. 낮다
e. 높다

8. 석고붕대 또는 상처입은 팔, 정맥주사 부위, 유방절제술한 환측 부위, 혈액투석 대상자의 혈관통로

9. 인체의 모든 계통은 연관되어 서로 영향을 주고 받을 수 있다. 간호사는 한 신체계통에 문제가 생기면 다른 신체계통의 변화도 볼 수 있어야 한다.

Chapter 4 통증 사정

1. a. 속설
b. 사실
c. 속설
d. 속설
e. 사실
f. 속설

2. a. 기계적
b. 열적
c. 화학적
d. 기계적
e. 기계적
f. 열적

3. 1. b
2. c
3. e
4. a
5. d

4. 1. c
2. a
3. d
4. b

5. P – 두통이 시작되기 전 무엇을 하고 계셨습니까? 두통을 더 악화시키거나 완화시키는 무엇이 있습니까?
Q – 통증은 어떤 느낌입니까?
R – 다친 부위를 알려줄 수 있습니까?
S – 0~10 척도를 사용할 때 통증은 얼마나 심합니까?
T – 언제 통증이 시작되었습니까? 얼마나 오랫동안 지속되었습니까? 예전에도 이런 적이 있었습니까?

6. a. CRIES 척도
   b. FACES 통증등급 척도
   c. 숫자 척도
   d. PAINAD 척도

Chapter 5 정신건강 사정 접근법

1. a. 치매
   b. 섬망 또는 우울
   c. 우울
   d. 치매
   e. 치매

2. a. 혼자 살고 있음
   b. 건강이 안 좋음
   c. 경제적 지원이 부족함
   d. 약물 또는 알코올 남용
   e. 사회적 고립

3. a. 눈 맞춤을 잘 못함
   b. 구부정한 자세
   c. 단정치 못한 차림새

4. a. 절망감: 기분이 어떠세요? 내일 무엇을 할 계획이에요?
   b. 자살 사고: 자신을 해치려는 생각을 해본 적이 있나요?
   c. 자살 계획: 자살을 생각했다면 자살을 행할 계획이 있나요?
   d. 소유물: 문제들을 정리하고 있나요? 물건들을 나눠주고 있나요?
   e. 환청: 자신을 해치거나 자살하라고 말하는 소리를 들은 적이 있나요?
   f. 지지체계 부족: 대상자가 고립되어 있나요?
   g. 알코올 또는 물질 남용: 대상자가 술을 마시거나 약물을 하나요?
   h. 촉발 사건: 최근에 사랑하는 사람이 사망했거나 직장을 잃었나요?

5. a. 사건의 인지: 기분이 어떠세요? 남편이 사망한 이후 어떻게 지내고 계세요?
   b. 지지체계: 가족이 있나요? 친구들이 있나요? 종교활동이나 지역사회 활동을 하십니까?
   c. 대처 기전: 과거에 스트레스를 받은 사건들은 어떻게 처리하셨나요?
   당신이 어떻게 느끼는지 말해 줄 수 있나요?

6. a. 기분장애의 병력
   b. 낮은 자아존중감
   c. 원치않는 임신
   d. 직업이 없음
   e. 나쁜 부부관계
   f. 우울한 아버지
   g. 지지체계가 부족함
   h. 외부에서 가해지는 스트레스

7. 1. d
   2. i
   3. h
   4. e
   5. j
   6. a
   7. b
   8. c
   9. f
   10. g

8. C – 알코올이나 약물 사용을 줄여야겠다고 느낀 적이 있습니까?
   A – 알코올이나 약물 사용에 대해 사람들이 비난하는 것에 짜증 난 적이 있습니까?
   G – 알코올이나 약물 사용에 대하여 기분이 안 좋거나 죄책감을 느낀 적이 있습니까?
   E – 숙취를 없애기 위해 아침에 눈 뜨자마자 술을 마시거나 약물을 사용한 적이 있습니까?

Chapter 6 대상자 교육

1. 교육 수준, 경제상태, 현재 건강상태(예: 통증, 연령, 스트레스, 활용 가능한 지지체계)

2. 시력, 청력, 인지능력, 운동기능, 호흡문제, 근육 강도

3. 비만, 고혈압, 비인슐린형 의존성 당뇨병, 식이, 처방한 약물 복용 불이행

4. 독립적, 건강보험이 적용되는 정규직, 지지가 강한 가족

5. a. 혈압 180/100mmHg, 혈당 160mg/dL, 불량한 식습관을 동반한 체중과다, 비뇨기 증상과 징후, 약물 복용 빼먹기. 일관성없는 혈당 모니터링. 검사하는 동안 농담하기. 스스로 비뇨기 감염에 걸렸다고 생각하고 직장에 복귀하기 위해선 항생제가 필요하다고 말함
   b. 약물 복용 빼먹기. 일관성 없는 혈당 모니터링. 불량한 식습관을 동반한 체중과다. 검사하는 동안 농담하기. 스스로 비뇨기 감염에 걸렸다고 생각하고 직장에 복귀하기 위해선 항생제가 필요하다고 말함

6. 계획은 그녀의 근무일정과 맞아야 한다.

Chapter 7 안녕상태 사정

1. 지지: 가족, 친구, 조직화된 집단
   심리적 상태: 대상자는 정보뿐 아니라 그것이 중요하다는 것을 믿을 필요가 있다. 우울, 불안 또는 스트레스는 건강행위에 영향을 미친다.

2. 건강관리의 장애물: 의료비 부족. 교통수단 부족. 병원이 먼 거리에 위치. 인종, 성별, 연령 차별

3. 운동: 취침 직전의 운동은 수면을 방해할 수 있다.
   흡연: 입면하는 데 필요한 시간을 증가시키고 얕은 잠을 자게 만든다.
   카페인: 수면 잠복을 늘리고 전체 수면시간을 줄인다.
   음주: REM 수면주기에 영향을 미쳐 조각난 잠을 자게 한다.

체중: 비만은 수면 무호흡의 위험을 증가시킨다. 체중이 증가하면 좀 더 많이 자게 되고, 체중이 감소하면 덜 자게 된다.
식사: 고단백 음식은 정신을 각성시킨다. 고탄수화물 음식은 이완을 증가한다.
스트레스: 각성상태를 늘리고 수면을 방해한다.
특정 의학적 문제: 울혈성 심부전은 야행성 호흡곤란을 유발할 수 있다. 수술과 관련된 통증은 수면을 방해할 수 있다.

4. 1. c
2. a
3. e
4. f
5. b
6. d

5. 최대 = 145, 최소 = 87, 이상적 심박수 = 116

6. 영아: 기본요구 미충족
유아: 부모와 떨어짐(예: 입원)
학령기 아동: 학교다니기
청소년: 사춘기의 신체변화, 성에 대한 관심
성년: 관계와 직장
중년: 가족과 재정
노인: 은퇴, 질병, 재정

7. 영아: 질식, 사고로 인한 중독
학령전기/학령기 아동: 자전거, 스포츠와 관련된 사고
청소년: 차와 관련된 사고, 약물 또는 섹스와 관련된 건강문제
성년/중년: 작업과 관련된 손상
노인: 낙상

Chapter 8 영양 사정

1. 1. c
2. a
3. e
4. b
5. d
6. g
7. f

2. 과다한 수용성 비타민은 체외로 배출된다. 지용성 비타민은 배출되지 않고 독성 수준까지 축적될 수 있다.

3. A: 지용성
   B: 수용성
   C: 수용성
   D: 지용성
   E: 지용성
   K: 지용성

4. 영아/유아: 신경계 발달을 위한 지방
   학령전기 아동: 철분 결핍성 빈혈(이 연령층에 흔함)을 예방하기 위한 철
   학령기 아동: 사춘기 이전의 뼈 발달을 위한 칼슘
   청소년: 여자의 경우 월경으로 인한 빈혈을 예방하기 위한 철, 뼈 발달을 위한 칼슘
   임부: 태아 발달을 위해 열량, 우유, 수분, 비타민 증가(특히 철분과 엽산)
   노인: 골다공증의 위험 감소를 위한 칼슘(특히 폐경기 여성), 이 연령군에서 증가하는 비만 예방을 위해 열량은 감소

7. 노인 대상자에서 설명하기 어려운 체중 감소가 있을 때 암을 의심해 볼 수 있다. 체중 감소는 전립선암의 증상이기 때문에 우선 이를 배제해야 한다. 그러나 "k"씨는 어떤 유형이든 전립선 질환과 일치하는 증상을 호소하지 않고 있다. 스스로도 서양식 식사를 좋아하지 않는다고 말함으로써 체중 감소의 중요한 측면을 제시하고 있다.

8. 곡류는 너무 많고, 과일, 야채, 유제품, 육류는 부족한 식사. 잡곡을 고려해야 한다. 수분섭취 결핍

9. 부적절한 식사와 탈수

10. 전립선의 수지직장 검사와 전립선 특이 항원검사

11. 비뇨기 증상 호소. 비대해지고 불규칙한 단단한 전립선. 배변습관의 변화. 요통이 전이되었을 경우 서혜부 결절 양성(+)

12. 피로, 식욕부진, 낮은 혈압, 호흡과 맥박수 증가, 창백한 결막, 수축기 잡음 양성(2/6), 낮은 Hct와 Hgb

13. 대략적인 체중 감소율은 17%, 대략적인 체질량지수는 16.2(체중과소)

14. a. 4~5개월 사이에 14kg 감소, 식이변화, 식욕 감퇴
    b. 하루에 수분 700cc 섭취, 피부는 건조하고 벗겨짐. 피로, 낮은 혈압, 호흡과 맥박수 증가, 하루에 4번 배뇨, 농축된 노란색 소변
    c. 피로 증가 호소

Chapter 9 영성 사정

1. 행동: 기도
   의사소통: 신에 대해 이야기
   관계: 성직자의 방문
   환경: 묵주, 성경과 같은 종교 물품

2. 치료, 장기기증, 유산, 식이제한, 성직자의 성별, 치유 관행 또는 의식

3. 식이 제한

4. 유산 반대

5. 여성은 머리를 가리고 다니기 원함

6. 병실에 작은 제단을 세우기 원함

7. 치유력을 위해 크리스탈을 사용하기 원함

8. 대상자의 의학적 처방과 종료적인 치료법과의 상호작용을 평가

9. 질병이 과거의 죄에 대한 신의 벌로 받아들임. 이러한 신념은 대상자가 의학적 도움을 구하는데 방해가 될 수 있다. 신부님이 의학적 치료를 이행하는데 도움을 줄 수 있다.

10. 대상자는 불안해하고 위축되어 있으면서 질병은 벌이라고 말하고 있다. 집안의 종교적 상징물과 묵주 사용은 그녀의 영적 생활이 그녀에게 중요함을 보여준다. 그러나 현재 그녀는 영적으로 고통을 받고 있다. 간호사는 대상자가 덜 불안해 하고 자신의 질병과 치료를 잘 받아들이도록 도와주기 위해 추가 사정을 실시하고 중재를 제공할 필요가 있다. 간호계획에 그녀의 남편과 성직자를 포함하도록 한다.

Chapter 10 피부계 사정

1.

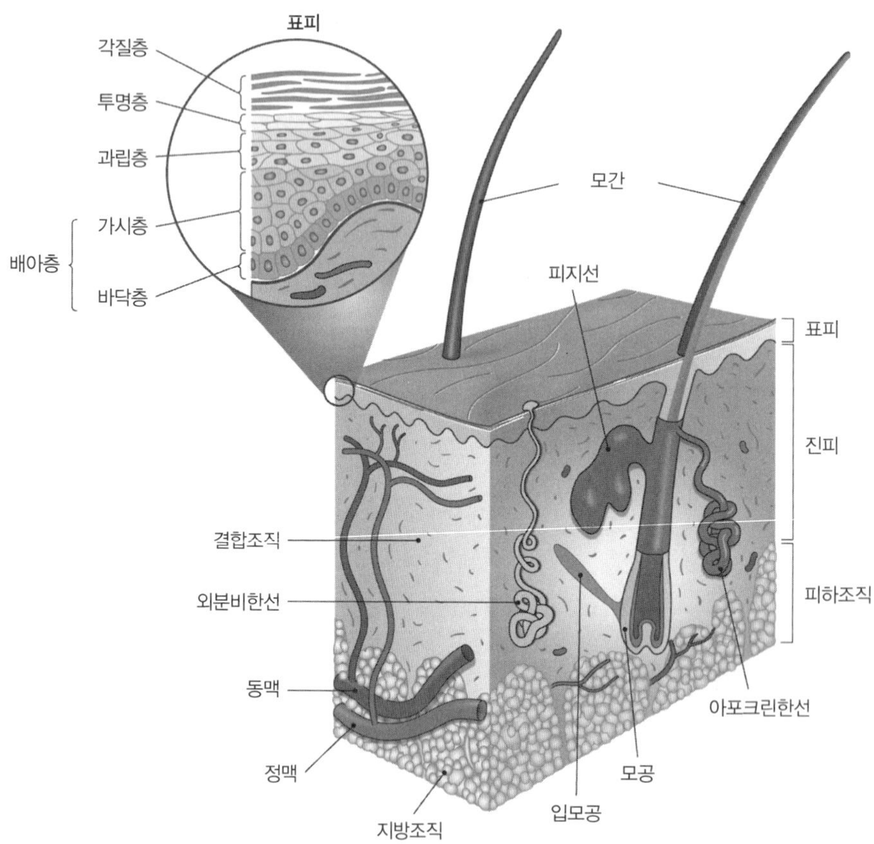

2. 1. c
   2. n
   3. f
   4. o
   5. g
   6. j
   7. h
   8. l
   9. k
   10. m
   11. a
   12. i
   13. b
   14. e
   15. d

3. 중심성 청색증: 구강점막이나 결막을 시진. 청색증은 저산소증을 나타냄.
   말초성 청색증: 손발톱 바닥을 시진. 청색증은 혈관수축이나 저산소증을 나타낼 수 있음

4. 손발톱과 각피 부착 각이 180° 이상

5. 피부암이나 기타 피부문제의 과거력이 있습니까?
   햇빛에 노출된 과거력이 있습니까?
   당뇨, 심혈관 질환이나 내분비 질환과 같은 내과적 문제가 있습니까?
   알레르기가 있습니까?
   현재 복용 중인 약물이 있습니까? 무엇입니까?

6. 크기, 모양, 병변, 분비물, 피부결, 경화, 색과 압통

7. 피부 탄력 감소, 땀분비 감소, 위축, 얇아진 피부, 피부와 머리카락 색의 감소

8. 지루성각화증, 각질뿔, 광선각화증, 노화점

9. 비대칭, 불규칙한 경계, 색변화, 0.5cm 이상의 직경

10. 온도, 습도, 탄력도, 색, 냄새

11. 피부색이 어두운 대상자에서는 피부색의 변화를 쉽게 사정할 수 없으므로 결막과 점막의 색변화를 관찰함

12. 현재 복용 중인 약물이 있습니까?
    갑상선 질환과 같은 다른 내과적 문제가 있습니까?
    최근에 심각하게 아팠던 적이 있습니까?
    대머리의 가족력이 있습니까?
    염색약이나 파마를 하십니까?

13. 본 교재 216쪽, 229쪽 참조

14. 연령, 치매, 실습, 기저귀 사용, 부동, 수분섭취의 제한

15. 허약, 무기력, 의식 변화, 체온 38.2℃, 주름지고 늘어진 피부, 발뒤꿈치와 천골의 1단계 욕창, 청색의 손발톱 바닥

16. 주름지고 늘어진 피부, 피부 근긴장도 감소, 모반, 체리혈관종과 지루성 각화증의 증가

17. a. 발뒤꿈치와 천골의 1단계 욕창, 부동, 의식변화/혼돈, 탈수, 변비
b. 제한된 구강섭취, 체온, 피부 근긴장도 감소, 소변배출 감소
c. 실금, 기저귀의 사용, 혼돈

19.

B R A D D I O L E K R E
P U M A P U S T U L E C
U T S M A A T U M E T K
R S C A P R Y M O S E P
U M A C U L E O S I K Z
P O R Y T P C R C O T S
K L E S E R O S I O N M
T E U T S U R C R U S T
E R P U R P U R A P U T
T S Y C M M E L U P A P

Chapter 11 머리, 얼굴, 목 사정

1.

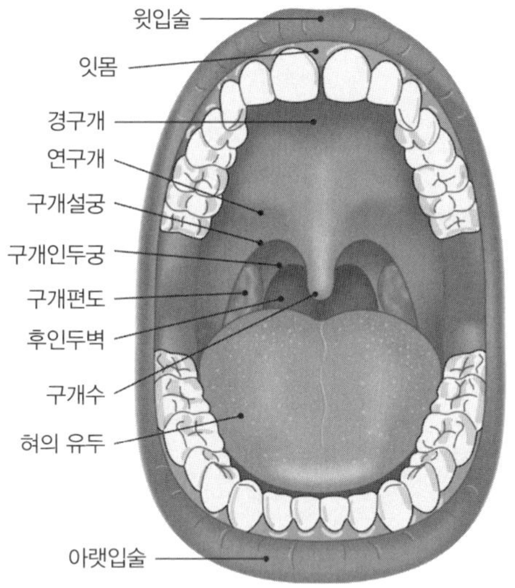

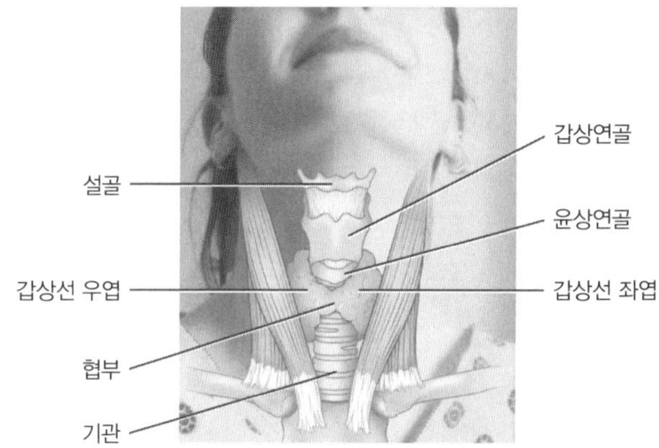

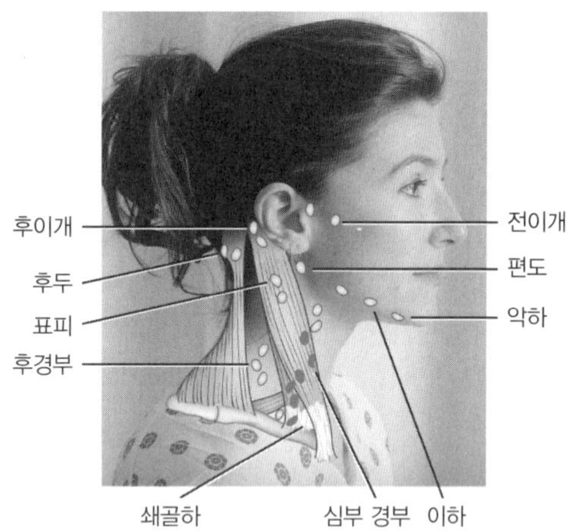

2. 1. b
2. d
3. g
4. f
5. j
6. h
7. c
8. l
9. i
10. a
11. e
12. k

3. 편도의 발적, 삼출물, 비대

4. 20

5. 색, 상태, 교합

6. 색, 출혈, 퇴축

7. Tetracycline: 치아 변색의 원인이 됨

8.

정상	감염	악성
≤1cm	비대	비대
원형이나 타원	원형이나 타원	불규칙
단단한	말랑거리는	딱딱한
움직이는	움직이는	고정된
압통이 없는	압통이 있는	압통이 없는

9. 삼각근과 흉쇄유돌근

10. 정면을 바라보는 중립, 과신전, 삼키는 동작

11. 윤상연골 밑

12. 임신과 사춘기

13. 정문 촉진과 머리둘레 측정

14. 코입술주름과 안검열

15. 본 교재 277쪽, 313쪽 참조

16. 발성의 어려움과 관련된 의사소통 장애, 뇌졸중 위험성, 일과성 허혈성 발작, 뇌졸중 가족력, 흡연, 씹는 담배의 사용과 관련된 구강암 위험성

17. 고혈압, 일과성 허혈성 발작, 경동맥 잡음, 가족력, 약간의 과체중, 고지방 식사

18. 발성의 어려움, 오른쪽 사지의 마비, 요실금, 혈압 186/108mmHg, 왼쪽 근력의 감소 4/5, 서툰 동작, 경동맥 잡음, 얼굴 안면의 비대칭

19. 가족력, 흡연력, 씹는 담배의 사용, 구강 병변, 악하 림프절 비대, 체중 감소

20. 식이, 고혈압, 뇌졸중, 구강암, 씹는 담배

21. a. 왼쪽 얼굴의 운동기능 감소, 구강 병변, 설명되지 않는 체중 감소
    b. 흡인의 위험성
    c. 발성의 어려움

23.
1. S Ⓚ U L L
2. T H Y R Ⓞ I D
3. U V U Ⓛ A
4. S I N Ⓤ S E S
5. C R Ⓘ C O I D
6. T O N S I Ⓛ S
7. T U R B I N Ⓐ T E S
8. L Y M Ⓟ H
9. T Ⓔ E T H
10. G I N G I V Ⓐ
11. N E C Ⓚ
12. G O I T E R

K O L U I L A P E A K
전암성 구강 병변은 백반증(LEUKOPLAKIA)이다.

Chapter 12 눈과 귀 사정

눈

1.

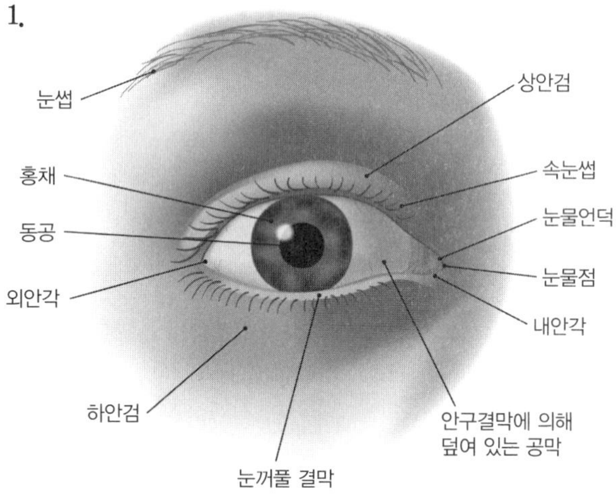

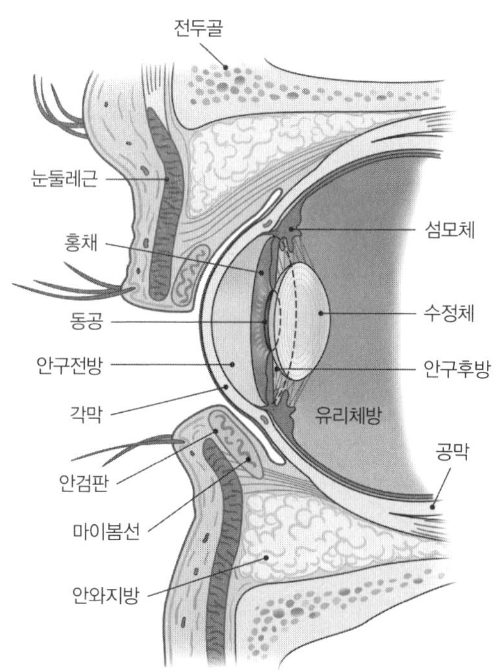

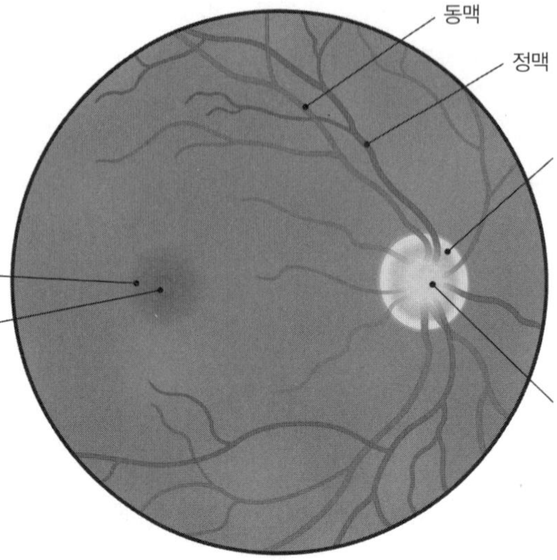

우안

2. 1. f
   2. n
   3. d
   4. e
   5. m
   6. j
   7. k
   8. b
   9. c
   10. h
   11. a
   12. i
   13. g
   14. l

3. OD 20/50: 오른쪽 눈 시력은 정상 원거리 시력을 가진 사람이 50피트에서 볼 수 있는 것을 20피트 거리에서 볼 수 있는 시력

   OS 20/40: 왼쪽 눈 시력은 정상 원거리 시력을 가진 사람이 40피트에서 볼 수 있는 것을 20피트 거리에서 볼 수 있는 시력

   OU 20/40: 양쪽 눈 시력은 정상 원거리 시력을 가진 사람이 40피트에서 볼 수 있는 것을 20피트 거리에서 볼 수 있는 시력

4. 아님. 정상 성인의 원거리 시력인 20/20은 학령기에 이르러 가능

5. 외안근의 6가지 응시범위 검진, 차폐 검사, 각막 반사 검사

6. 1. c
   2. a
   3. b
   4. e
   5. d
   6. g
   7. f

7. 어두운 방에서 검진, 같은 쪽의 대상자 눈은 검진자의 같은 쪽 눈으로 검진, 대상자의 시야는 정면을 향함. 황반은 항상 마지막에 검진

8. a. 산동되지 않은 동공 검진 시 사용
   b. 산동된 동공 검진 시 사용
   c. 플루오레신(fluorescein) 염료를 사용한 대상자
   d. 적색 제거 필터
   e. 병변의 위치 측정
   f. 병변의 깊이나 단계와 같은 형태를 결정

9. 본 교재 327쪽, 339쪽 참조

10. 현재 복용 중인 약물은 무엇입니까? 산동(mydriatic)을 유도하는 약물은 동공을 확대하고 안구내압을 증가시키므로 대상자가 복용해서는 안 됨

11. 안압측정법

12. 실명

13. 녹내장의 인종 관련 발생률은 다른 인종과 비교하여 흑인에서 높음

14. a. 심한 안구 통증
    b. 시야의 감소와 흐린 시야
    c. 흐린 시야, 감소된 시야, 빛 주변의 고리

16.

1.	S	Ⓒ	L	E	R	A							
2.	I	R	I	S									
3.	Ⓜ	E	D	I	A	L	C	A	N	T	H	U	S
4.	C	O	R	N	E	A							
5.	Ⓛ	A	C	R	I	M	A	L	G	L	A	N	D
6.	R	E	T	I	N	A							
7.	C	O	N	J	U	N	C	T	I	V	Ⓐ		
8.	P	Ⓤ	P	I	L								
9.	L	E	N	S									
10.	F	O	V	E	Ⓐ								

C M L A U A
안저 검진 시 황반(MACULA)을 가장 마지막에 검사한다.

귀

1.

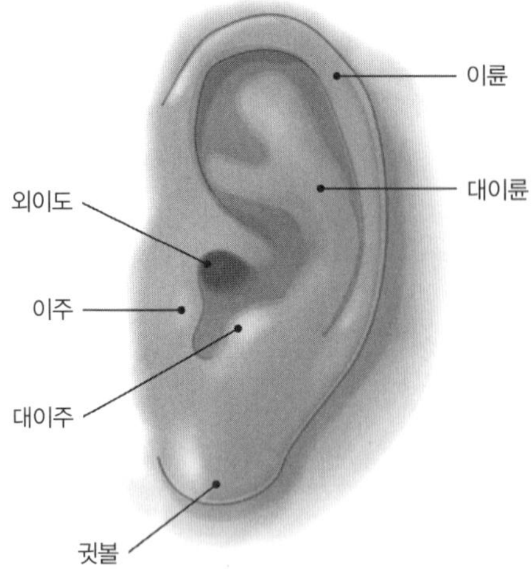

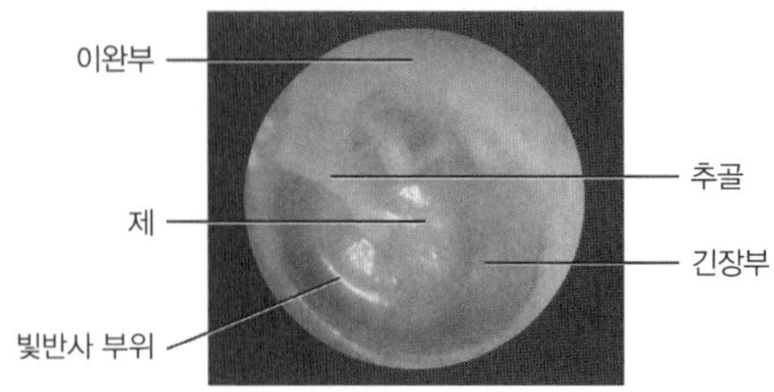

2. 1. c
   2. d
   3. h
   4. g
   5. a
   6. b
   7. e
   8. f

3. 귀에 감염성 질환이 자주 발생하였습니까?
   현재 복용 중인 약물이 있습니까?
   귀에 외상이 발생한 적이 있습니까?
   청력장애의 가족력이 있습니까?
   소음공해에 노출되어 있습니까?

4. 전도성 청력 상실의 경우, 소리는 장애가 있는 귀로 편재됨

5. AC > BC, AC < BC

6. 혈액성 분비물: 외상
   농성 분비물: 감염
   맑은 장액성 분비물: 알레르기 또는 뇌척수액(CSF)

7. 이주, 유양돌기, 이륜

8. 아동: 이도를 아래로 잡아 당김
   성인: 이도를 후상방으로 잡아 당김

9. 고막과 외이도의 색, 주요 지표의 위치, 고막의 손상과 움직임

10. 아동에서 외이도와 유스타키오관의 모양, 크기와 위치는 짧고 넓으며 수평으로 감염의 위험을 증가시킴

11. 본 교재 368쪽, 386쪽 참조

12. 연령, 성별, 귀 감염의 재발, 상기도감염의 재발, 중이염의 가족력

13. 간접흡연의 노출과 젖병 수유

14. 고막의 움직임

15. a. "내 귀가 아파요"라는 아이의 호소, 귀를 잡아 당김, 안절부절못함, 외이도의 압통
b. 귀 감염의 재발
c. 발열과 영양 섭취의 어려움
d. 통증과 수면의 어려움

17.
1. O T I **T** I S M **E** D I A
2. T **R** A G U S
3. M A S T O **I** D
4. I **N** C U S
5. M A L L **E** O L U S
6. S T **A** P E S
7. C **O** C H L E A
8. H E **L** I **X**
9. E X O **S** **T** O S I S
10. C H O L E S **T** E A T O M A

TERINEAOLXISTT
수영하는 사람의 귀를 지칭하는 또 다른 명칭은 외이도염(EXTERNAL OTITIS)이다.

Chapter 13 호흡기계 사정

1.

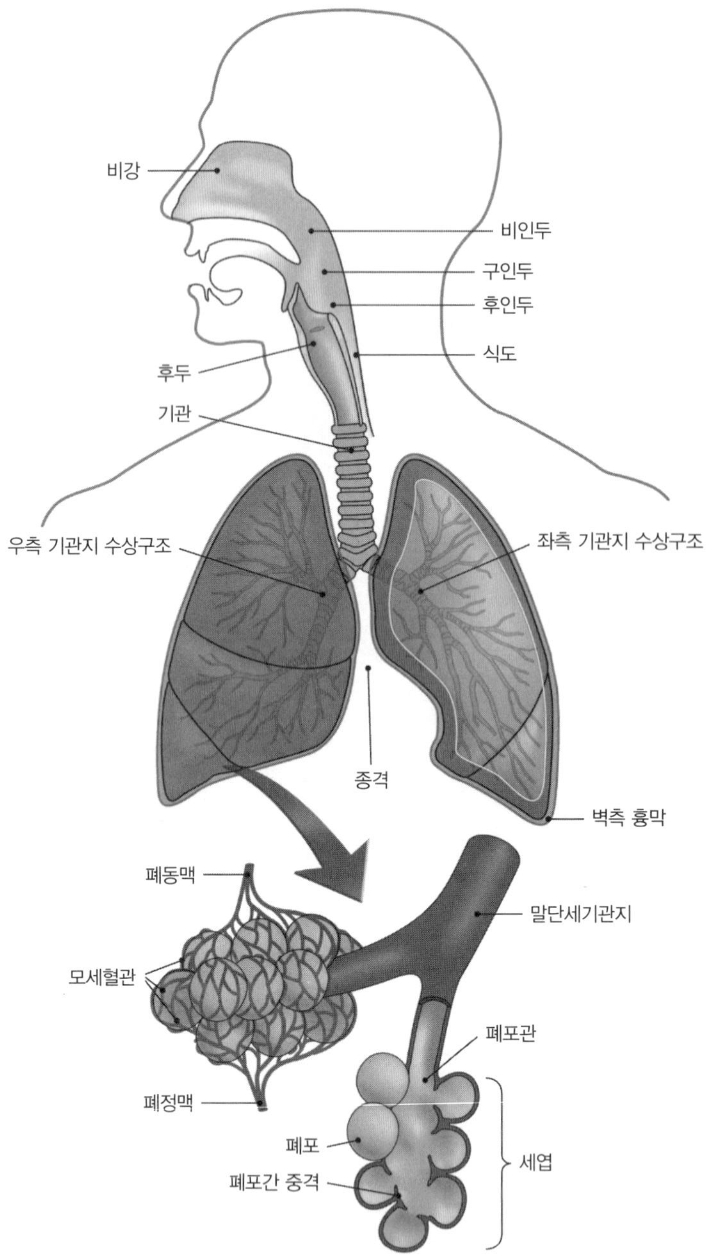

2. 1. c
   2. e
   3. f
   4. b
   5. a
   6. d

3. 1. j
   2. d
   3. i
   4. g
   5. c
   6. b
   7. a
   8. e
   9. h
   10. f

4. 부적절한 환기와 흉곽의 형태(예: 노화에 따른 근골격계 변화)로 인한 호흡음의 감소

5. 말초성 청색증은 국소적 문제나 혈관수축의 결과로 말초부위에서 발생
   중심성 청색증은 저산소증에 의하여 발생되며 말초부위와 구강점막 및 결막에서 나타남

6. 의식의 변화, 혼돈이나 초조

7. 기관지음이 수포음 및 건성수포음과 함께 청진됨

8. 우중엽의 해부학적 위치에 따라 전면과 측면에서만 사정될 수 있음

9. 신경계: 혼돈, 안절부절못함, 초조와 같은 의식 변화
   피부계: 거무스름, 창백 또는 청색과 같은 피부색의 변화, 축축한 피부
   순환기계: 맥박의 증가와 혈관수축

10. 본 교재 397쪽, 419쪽 참조

11. 상부 호흡기계 감염

12. 폐기종으로 인한 우심부전

13. 피로, 가쁜 호흡, 중심성 및 말초성 청색증이 나타나는 저산소증 증상 및 징후

14. 폐기종은 폐를 과잉팽창시켜서 횡격막을 T12의 위치로 하강시킴
    폐가 과잉팽창되어 있어 호기시 횡격막의 상승을 확인하기 어려움

15. 술통형 흉곽, 늑골각 $> 90°$, 꽈리호흡, 가쁜 호흡, 폐의 기저부(T12)의 횡격막 수준에서 과공명음이 타진됨.
    폐기저부에서 호흡음의 감소

16. a. 객담이 있는 기침, 냄새나는 누런색 객담, 가쁜 호흡, 호흡수 28회/분, 건성수포음과 천명음
    b. 가쁜 호흡, 객담을 분비하기 어려움, 곤봉지, 창백하고 잿빛의 점막, 활동지속성 감소
    c. 가쁜 호흡, 식욕 감소, 체중 감소

18.

Y	Y	N	O	H	P	O	L	B	Y
L	L	O	B	E	B	W	H	I	Y
W	U	T	R	A	C	H	E	A	N
I	N	E	O	P	W	E	E	R	O
E	G	O	N	P	H	E	E	A	H
U	L	U	C	G	E	Z	Z	C	P
E	V	W	H	E	E	Z	E	H	O
V	E	S	I	C	U	L	A	R	G
U	T	R	A	S	T	H	M	A	E
A	S	A	L	V	E	O	L	I	B

Chapter 14 심혈관계 사정

1.

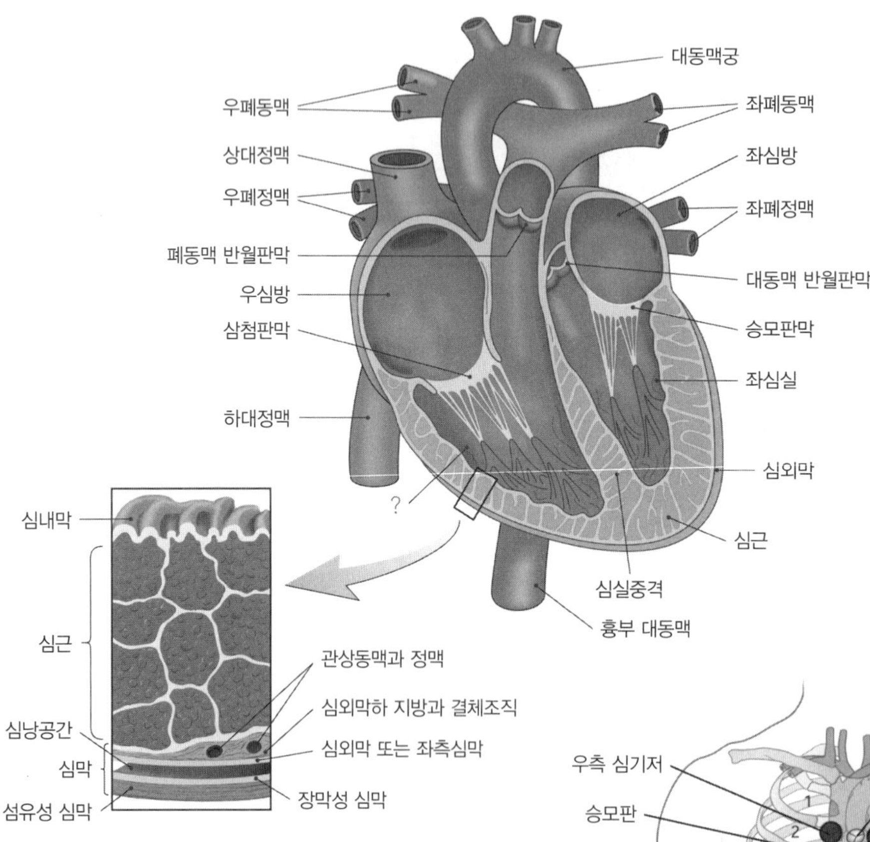

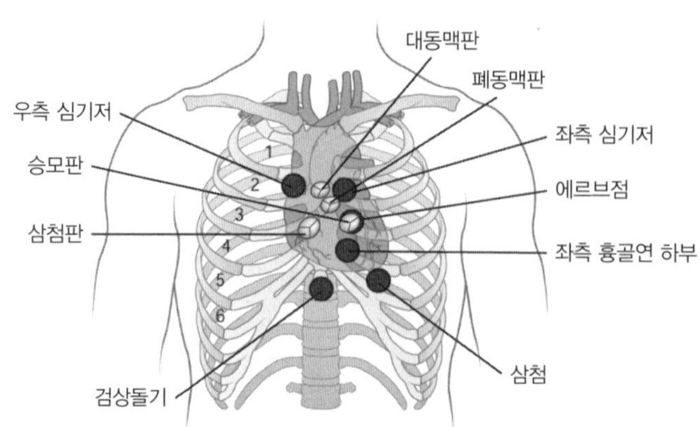

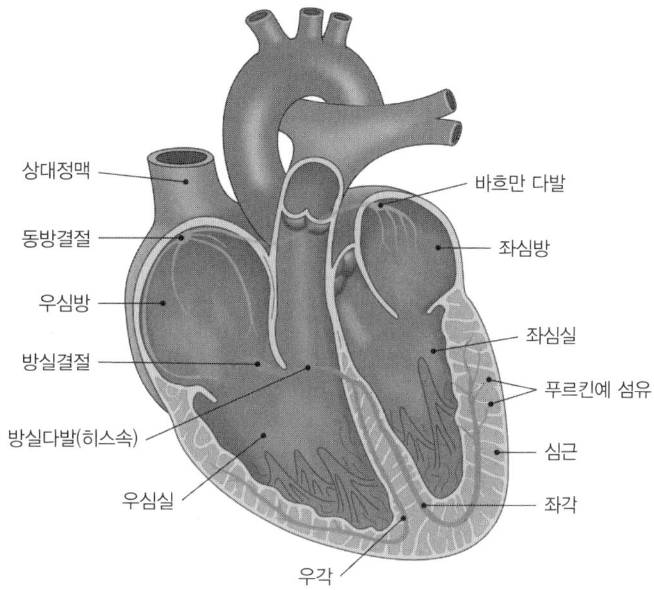

2. 1. f
2. g
3. e
4. o
5. m
6. b
7. h
8. c
9. a
10. i
11. l
12. n
13. j
14. k
15. d

3. 1. c
2. g
3. h
4. i
5. b
6. j
7. e
8. f
9. d
10. a

4. S_1은 심첨부에서 더 크게 청진, S_2는 심기저에서 더 크게 청진

5. split S_1 at 삼첨판 영역, split S_2은 폐동맥판막 영역

6. 흡기시 혈액의 귀환은 왼쪽 심장보다 오른쪽 심장으로의 양이 더 많음
심장의 오른쪽은 혈액을 박출하기 위해 더 많은 시간이 필요하므로 흡기시에 split S_2가 청진됨

7. S_1은 심첨에서 더 크게 청진됨. S_2는 심기저에서 더 크게 청진됨
S_1은 심전도상에서 QRS파와 관련됨
S_1은 촉진 가능한 경동맥 맥박에 선행함

8. S_4: 왼심실이 저항에 대하여 수축시 발생되는 이완기말 심음

9. S_3: 이완기에 순응도가 감소된 왼심실로 박출시 발생되는 조기 이완기 심음

10. 경동맥 맥박은 촉진 가능함. 경정맥 맥박은 촉진되지 않음
경동맥 맥박은 하나의 양성파를 가짐. 경정맥 맥박은 물결 모양의 양성파를 가짐
경동맥 맥박은 자세에 영향을 받지 않음. 경정맥 맥박은 자세에 영향을 받음
경동맥 맥박은 호흡에 의해 영향을 받음. 경정맥 맥박은 호흡에 의하여 영향을 받지 않음

11. 흉골각, 경정맥 박동의 최대 박동 지점

12. a. 제4심음과 제1심음 분열음의 구별: 제1심음 분열음은 왼쪽 하부 흉골연에서 가장 잘 들리는 고음의 수축기음, 제4심음은 심첨에서 가장 잘 들리는 저음의 이완기음
    b. 조기 박출 클릭음과 제1심음 분열음의 구별: 제1심음 분열음은 왼쪽 하부 흉골연에서 가장 잘 들리는 고음의 수축기음, 조기 박출 클릭음은 왼쪽 하부 흉골연에서 가장 잘 들리는 고음의 중기-말기 수축기음
    c. 제3심음과 제2심음 분열음: 제2심음 분열음은 흡기시 왼쪽 기저부에서 가장 잘 들리는 고음의 수축기음, 제3심음은 심첨에서 가장 잘 들리는 저음의 이완기음
    d. 개방음과 제2심음 분열음: 제2심음 분열음은 흡기시 왼쪽 하부 흉골연에서 가장 잘 들리는 고음의 이완기음, 개방음은 심첨부에서 가장 잘 들리는 고음의 이완기음

13. 심낭마찰음—왼쪽 하부 흉골연에서 가장 잘 들리는 고음의 긁는 듯한 날카로운 소리

14. 정상 판막을 통한 혈류의 증가, 좁아진 판막을 통한 혈류, 확장된 혈관 내로의 흐름, 불완전한 판막을 통한 역류, 단락(shunting)으로의 혈류

15. 청진 위치, 고저, 시간(기간), 음질, 심장주기에서의 배치, 강도

16. 이완기 잡음 또는 3등급 이상의 잡음

17. 대상자에게 호흡을 잠시 멈추라고 지시: 종형

18. 본 교재 452쪽, 467쪽 참조

19. 심혈관계와 호흡기계

20. 고혈압, 왼심실 비대

21. 우심부전의 증상

22. S_4는 고혈압, 급성 심근경색과 관련이 있으며, S_3는 우심부전과 관련이 있음

23. a. 가슴 부위 불편함의 호소, 불안, 가슴을 움켜쥠, 혈압, 맥박 및 호흡수의 증가
b. 불안한 모습, "내가 죽게 되나요"라고 말하며 활력징후가 증가되어 있음
c. 창백하며 잿빛의 피부, 땀으로 축축함. 점막이 창백한 회색, 모세혈관 재충혈이 감소함. 차고 창백하며 털이 감소한 사지, 말초 맥박 +1
d. 불규칙한 리듬의 빈맥, 고혈압; 심전도상 심장전면벽의 심근경색, S_3와 S_4의 청진, 잿빛의 차고 축축한 피부, 모세혈관 재충혈이 감소, 좌우 폐기저부에서 수포음 청진, 경정맥 확장과 경정맥압 3cm 이상 증가, 복부 경정맥 역류 양성

24. 감소된 심박출량과 비효과적인 조직관류. 심박출량과 심박출량의 증가는 생명을 유지하기 위하여 필수적임

26.

M	C	A	M	T	Y	L	A	E	E
U	A	R	I	C	L	H	Y	L	A
M	I	T	R	A	L	E	C	M	T
U	B	E	T	R	I	I	B	U	R
R	U	R	A	O	R	T	A	R	I
B	H	Y	U	T	H	H	I	M	V
V	E	O	N	I	T	E	R	U	M
H	A	E	T	D	T	A	T	R	I
A	V	E	I	N	R	R	A	M	E
L	E	Y	P	I	A	T	I	E	V

Chapter 15 말초혈관계와 림프계 사정

1.

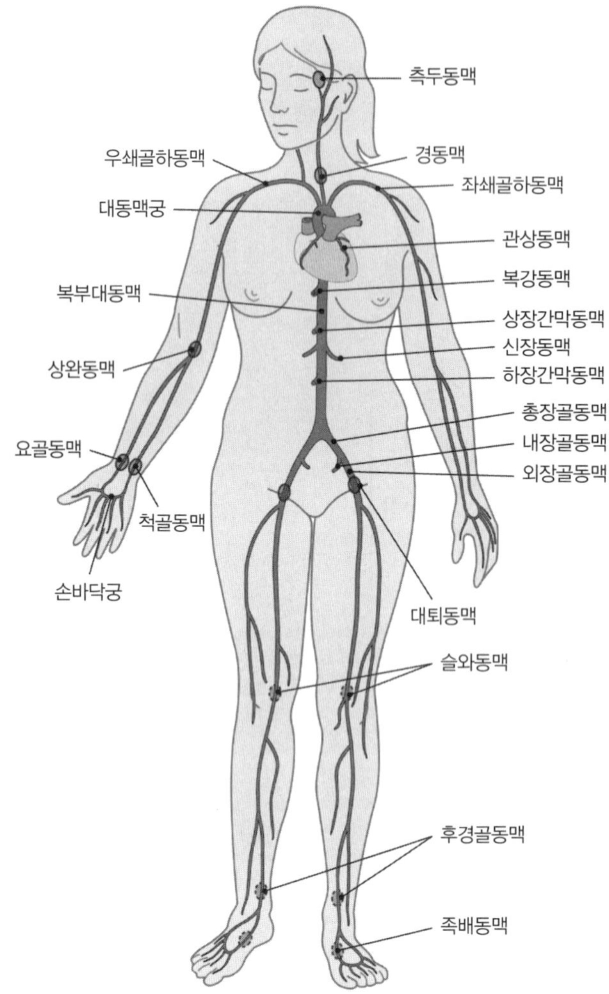

2. 1. c
   2. f
   3. e
   4. j
   5. d
   6. b
   7. h
   8. i
   9. a
   10. g

3. 커프를 팽창시키며 상완동맥을 촉진하여 맥박이 사라지는 지점을 확인한 후 커프의 압을 제거함. 맥박이 소실되었던 지점보다 20~30mmHg 이상 커프를 재팽창시켜서 혈압을 측정

4. 앙와위, 앉은 자세, 선 자세
5. 혈압: 수축기압이 20mmHg 떨어짐
   맥박: 맥박은 분당 약 20회 증가함
   의식수준: 대상자는 약간의 어지러움을 경험
6. 맥박수, 리듬, 윤곽(contour), 탄력성, 진폭, 동질성
7. 탄력성 감소
8. 동맥부전: 맥박의 감소 또는 소실, 창백 또는 발적, 얇고 털이 없는 피부, 발가락 병변
   정맥부전: 부종, 갈색으로 변색, 가죽같이 두꺼운 피부, 발목 병변
9. 발목–상완 지수
10. 크기, 모양, 경도, 압통, 움직임
11. 비대되고 원형이며, 단단하거나 말랑거리고, 압통이 있으며 움직이는 림프절
12. 림프절은 아동기에 가장 크며 나이가 들수록 작아짐
13. 본 교재 496쪽, 507쪽 참조
14. 고혈압, 당뇨, 관상동맥 질환, 흡연의 과거력, 심근경색과 뇌졸중의 가족력
15. 발가락 병변, 맥박 소실, 사지의 얇고 투명하며 부분적으로 털이 감소한 피부, 두꺼운 손발톱, 다리 색의 변화, 차가운 발
16. 발목–상완 지수
17. 하지의 조직 재생을 위해서는 적절한 혈류가 공급되어야 함
18. a. 걸을 때 발생하는 간헐적 파행증과 경련, 휴식시 완화됨
    b. 간헐적 파행증, 차가운 발, 족배동맥 맥박 소실, 얇고 투명하며 부분적으로 털이 감소한 피부, 다리 색의 변화
    c. 발가락의 궤양
20. 식이, 혈관질환, 당뇨, 고혈압, 발관리
21. 측부순환(collateral circulation)을 증진하기 위하여 하루에 여러 번 15~30분간 걷기 운동을 수행
22. 매일 발을 시진, 발이 축축하지 않도록 함, 발을 청결하고 건조하게 유지, 적당하게 잘 맞는 신발 착용, 발톱관리는 전문가에게서 받음

23.

1. (B)	R	A	C	H	I	A	L							
2. K	O	R	O	(T)	K	O	F	F						
3. B	U	E	(R)	G	E	R'	S	D	I	S	E	A	S	E
4. R	A	Y	N	A	(U)	D'	S	D	I	(S)	E	A	S	E
5. H	O	M	A	N	S'	S	(I)	G	N					
6. A	L	L	E	N	T	E	S	T						
7. P	O	P	L	I	T	E	A	L						
8. F	E	M	O	R	A	L								
9. V	E	I	N											
10. A	R	T	E	R	Y									

BTRUSI
동맥에서는 잡음(BRUITS)이 청진된다.

Chapter 16 유방 사정

1.

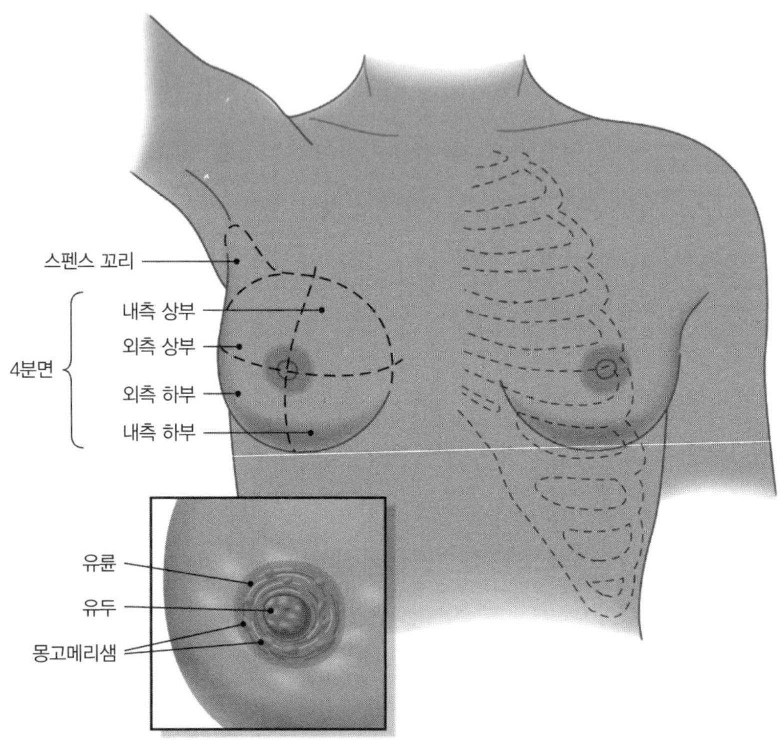

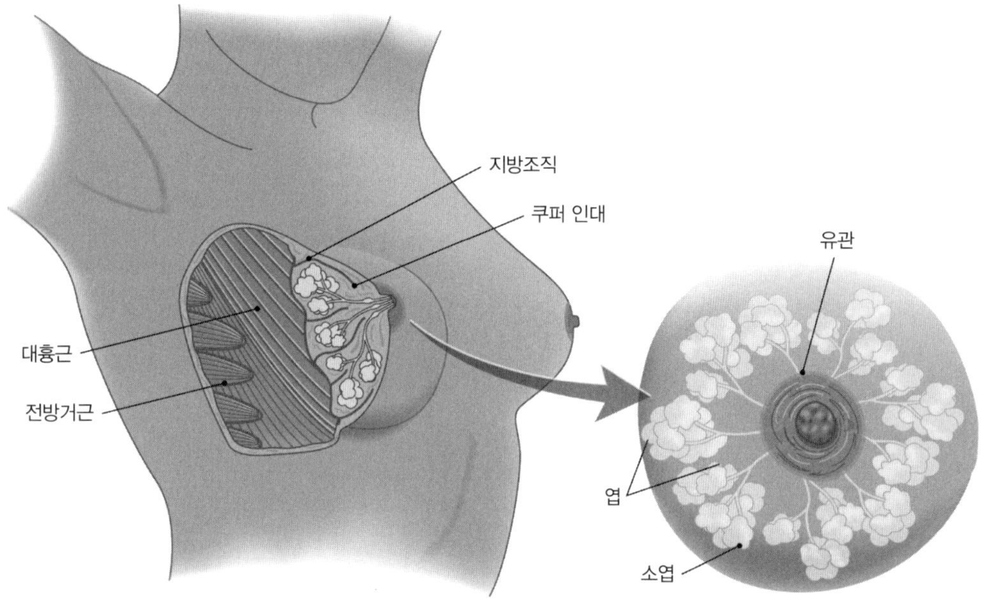

2. 1. c
2. d
3. b
4. e
5. a

3. 유방암에 대하여 들어본 적이 있나요?
유방암의 가족력이 있나요?
출산을 하였나요? 첫 번째 출산이 30세 이후였나요?

4. 월경주기에서 5~7일째 되는 날

5. 팔을 양옆에 둠. 손을 머리 위에 둠. 손을 엉덩이 위에 둠. 앞으로 기대어 앉거나 서기

6. 크기, 모양, 경도, 움직임, 압통

7. 가슴 크기의 증가, 단단하고 불규칙한 모양의 움직임이 없으며 압통이 없는 결절

8. 1. c
2. d
3. a
4. b

9. 본 교재 531쪽, 542쪽 참조

10. 나이, 가족력, 인종, 초경, 30세 이후 첫 출산

11. 림프절

12. a. 종괴절제술 예정
    b. 불안, 신경이 예민함. 눈물을 흘림. "암일 것 같아서 두려워요"라고 진술
    c. 종괴절제술 예정

14. 1. P A G (E) T' S
    2. M (A) S (T) I T I S
    3. (F) I B R (O) A D E N O M A
    4. A R (E) O (L) A
    5. N (I) P (P) L E
    6. A (C) I N I
    7. G Y (N) E C O M A (S) T I A

    E A T F O E L I P C N S
    여성에서 유방암은 스펜스 꼬리(TAIL OF SPENCE) 부분에서 가장 많이 발생한다.

Chapter 17 복부 사정

1.

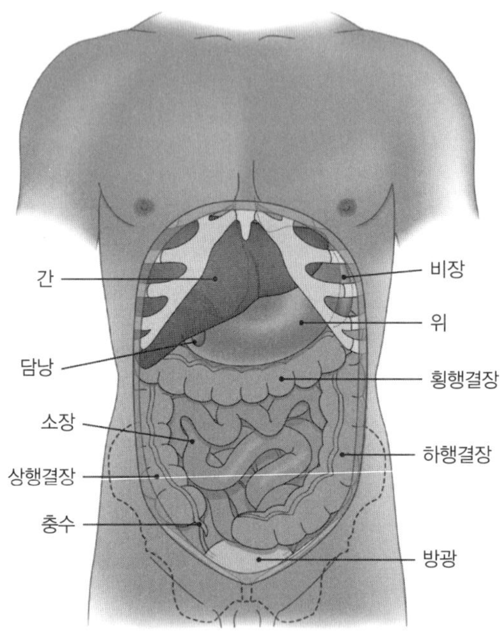

2. 1. b
2. d
3. a
4. c
5. f
6. e
7. j
8. g
9. i
10. h

3. 간: 우상복부
담낭: 우상복부
췌장: 우상복부와 좌상복부
위: 좌상복부
비장: 좌상복부
맹장: 우하복부
충수: 우하복부
S상결장: 좌하복부
횡행결장: 우하복부, 우상복부, 좌상복부
상행결장: 우상복부
하행결장: 좌상복부, 좌하복부

4. 1. c
2. a
3. d
4. e
5. b

5. 호흡, 동맥 박동, 연동운동

6. 촉진은 장음을 변화시킬 수 있음

7. 5분

8. 위치: 우하복부 사분역
이론적 근거: 소장과 대장이 연결되는 부위가 가장 활발한 부위

9. 마취, 복부 수술과 감소된 운동의 효과

10. 통증약물(진통제)과 부동

11. 설사와 조기 폐쇄

12. 스크래치 검사

13. 둔탁음

14. 6~12cm

15. 아니요, 비장이 촉진되기 위해서는 정상 크기의 약 3배 정도 비대되어야 함

16. 중앙액와선

17. 본 교재 560쪽, 580쪽 참조

18. 통증에 대한 반응. 얕은 호흡은 복부 움직임을 최소화함

19. 마지막 식사는 수술이 요구되는 경우 마취의 유형이나 흡인을 예방하기 위한 비위관 사용 결정에 영향

20. 약물(예: 페니실린), 음식, 환경적 요인, 라텍스에 대한 알레르기가 있나요?

21. 체온 상승: 감염에 대한 염증 반응
호흡수 상승: 통증에 대한 반응

22. 체온 상승: 호흡수의 증가와 얕은 호흡, 방어자세, 감소된 장음, 우하복부의 압통, 장요근검사, 로브징스키 징후, 반동압통, 폐쇄근 검사 양성, 피부 과민 반응, 체위

23. a. 10점의 복부 통증 호소, 복부를 방어함, 앓고 증가된 호흡수, 맥박, 체온과 혈압의 상승
b. 집에서 오심과 구토가 있었다고 진술함
c. 오심, 구토와 체온 상승

24. 통증 부위에 얼음주머니 적용, 수술 예정 시 금식, 처방된 진통제 투여, 하복부로 복부내 흐름을 유도하기 위하여 반좌위를 취해줌

25. 전체 복부의 근육 긴장, 혈압, 맥박, 호흡수와 체온의 상승, 움직임과 기침에 의하여 악화되는 복부 통증, 우측 다리와 둔부 굴곡 시 완화됨, 복부 경직 또는 평평함, 장음 감소

27.
1. L I V E Ⓡ
2. Ⓟ E R I S T A L S I S
3. Ⓢ Ⓣ R I A E
4. Ⓜ E L E N A
5. F L A T Ⓤ S
6. Ⓒ H Y M E
7. B O R Ⓑ O R Ⓨ G M I
8. A S C I T E S
9. D I A R R H Ⓔ A
10. M A S T I C A T I Ⓞ Ⓝ
11. S P L E E Ⓝ
12. C Ⓘ R R H O S I S

R P S T M U C B Y E O N N I

급성 충수돌기염에서 압통 영역은 맥버니지점(MCBURNEY'S POINT)이다.

Chapter 18 여성 비뇨생식기계 사정

1.

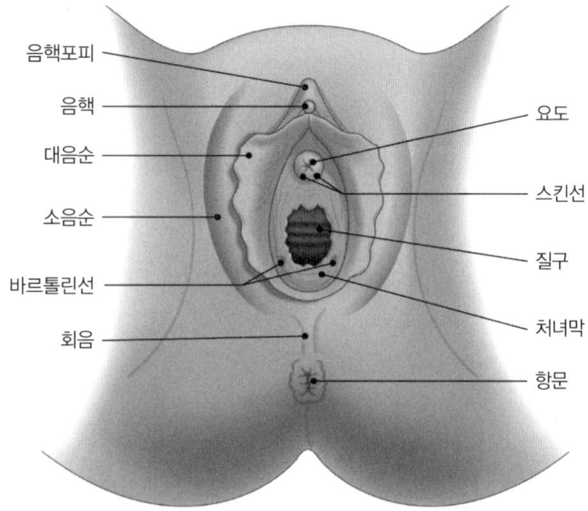

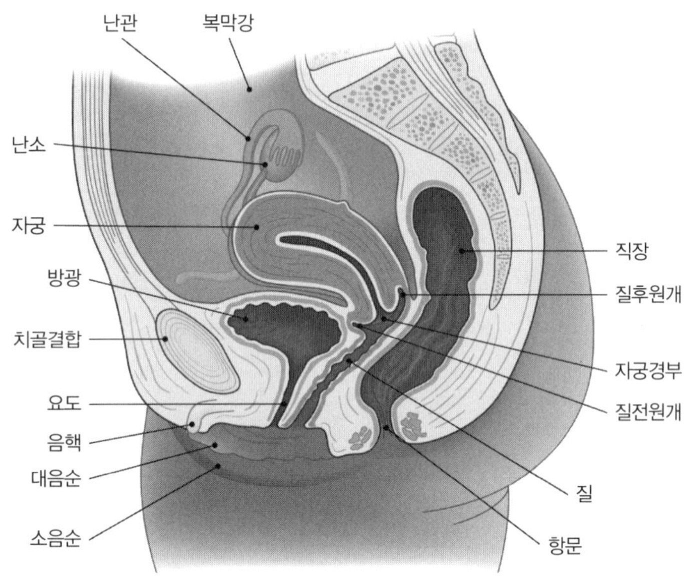

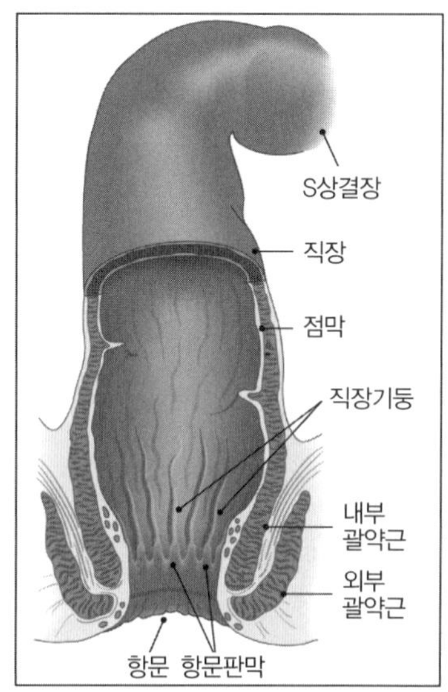

2. 1. g
   2. f
   3. h
   4. i
   5. j
   6. d
   7. k
   8. l
   9. c
   10. e
   11. b
   12. a

3. 감소하고, 불규칙하거나 소실된 월경, 일과성 열감, 질 분비물 감소

4. 21세 또는 성교 시작 2년 후

5. 자궁경부암 검사

6. 초경을 시작한 나이는 언제인가요?
   월경주기를 알고 있나요? 얼마나 자주 월경을 하나요? 매달 며칠 동안 월경을 하나요?
   월경의 양은 어느 정도인가요?
   월경시 사용하는 용품은 무엇인가요? 패드 아니면 탐폰?
   성생활이 활발한가요?
   만일 그렇다면, 안전한 성교를 하나요? 피임법을 사용하나요?

7. 16세

8. 생식기관을 사정하기 위하여(자궁, 난소, 자궁경부, 질)
   병변을 확인하기 위하여
   검체를 수집하기 위하여

9. 경산부: 자궁경부의 입구가 수평으로 갈라져 있음
   무산부: 자궁경부 입구가 작은 타원이며 닫혀 있음

10. 1. b
    2. f
    3. e
    4. a
    5. h
    6. j
    7. k
    8. l
    9. m
    10. g
    11. c
    12. d
    13. i

11. 본 교재 614쪽, 634쪽 참조

12. 불명확한 복부 호소, 장습관의 변화, 식욕 감소, 체중 감소, 복부둘레 증가

13. 11세 초경, 미산부, 연령과 인종, 고지방 식이, 난소암의 가족력

14. 복수는 횡격막을 압박하여 호흡에 영향을 주므로 호흡기계를 사정

15. a. 점진적인 불명확한 복부 불편감
    b. 장습관의 변화, 변비
    c. 불안, "의사가 무엇을 찾아낼지 두려워요"라고 진술

16. a. 외과적 절개는 첫 번째 방어벽인 피부의 통합성을 상실하게 함
    b. 복수는 횡격막을 압박하여 호흡수에 영향을 미침. 마취는 저환기를 초래할 수 있음
    통증은 저환기를 초래함

18.

B C P A Y M P U M L
L E V R A E U R E P
A R A R N N B E N A
D V X E I S L T A R
O I A C G E A H R I
D X G R A S D R C T
E G R A V I D A H Y
R T U R E T E R E G
R A P U B E R T Y H
C L A P R M E N S L

Chapter 19 남성 비뇨생식기계 사정

1.

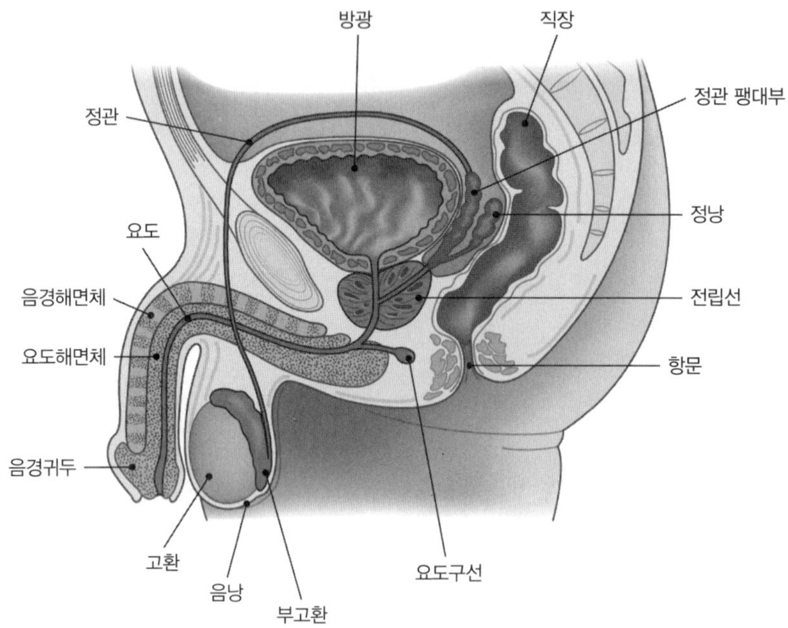

2. 1. f
   2. g
   3. j
   4. b
   5. k
   6. e
   7. a
   8. d
   9. c
   10. h
   11. i

3. 1. c
   2. j
   3. a
   4. l
   5. d
   6. h
   7. e
   8. i
   9. g
   10. b
   11. f
   12. k

4. 위험요인은 잠복고환과 디에틸스틸베스트롤 노출임. 매달 고환자가검진을 시행
   고환은 계란 모양이어야 하고 움직이며 고무 같고 부드러우며 단단한 느낌이 듦

5. 50세. 전립선 특이 항원과 수지직장검사

6. 알코올과 술 남용, 흡연, 약물, 당뇨나 심혈관 질환과 관련 내과적 문제

7. 간접과 직접 서혜부 탈장과 태퇴부 탈장

8. 본 교재 653쪽, 663쪽 참조

9. 의사소통을 하면서 비판적이지 않은 태도를 유지함. 대상자가 인간면역결핍바이러스나 성매개성 질환에 대해 알고 있는 것을 확인하기 위해 질문함
   신체검진을 수행
   성매개성 질환 스크리닝과 HIV 검사를 실시하고 검사의 제한점을 설명함
   예상할 수 있는 결과와 관련된 중재법에 대해 논의함
   성매개성 질환 예방에 대해 교육함

10. 성관계 상대 인원, 콘돔을 사용하지 않는 성관계, 과다한 알코올 사용, 마리화나 사용, 성매개 질환의 과거력

11. 콘딜로마(인유두종바이러스)

12. 콘돔 사용, STD의 종류와 약물과 알코올 사용

13. A. 보호되지 않은 성행위, 약물과 알코올 사용과 다양한 성관계 상대
    B. 보호되지 않은 성행위, 다양한 성관계 상대와 약물과 알코올 사용의 위험한 행위
    C. 보호되지 않은 성행위와 다양한 성관계 상대

15.

S	N	O	I	T	C	E	R	E	P
E	C	E	J	A	C	U	T	A	E
H	E	R	N	I	A	S	E	M	N
S	C	R	O	T	U	M	A	C	I
P	R	O	S	T	A	T	E	P	S
E	J	A	C	U	L	A	T	E	U
R	I	N	S	S	E	M	E	N	L
M	U	R	E	T	H	R	A	I	A
P	E	R	S	S	E	T	S	E	T
H	E	R	N	I	S	P	E	R	E

Chapter 20 근골격계 사정

1. 1. e
   2. c
   3. d
   4. g
   5. f
   6. a
   7. b

2. a. 경첩
   b. 구상
   c. 융기
   d. 활강
   e. 경첩
   f. 구상
   g. 안장

3. 1. d
   2. h
   3. b
   4. l
   5. m
   6. c
   7. j
   8. e
   9. f
   10. k
   11. a
   12. i
   13. g

4. 서서 구부리게 하거나 다이빙 자세를 취하도록 함

5. 경추, 흉부, 요추, 천추

6. 척추후만증: 두드러진 척추만곡
   척추측만증: 바깥쪽으로 휘어진 척추
   척추전만증: 두드러진 요추만곡

7. 팔길이: 견봉에서부터 가운데 손가락 끝까지 측정
   다리길이: 전상장골극에서 시작하여 무릎을 지나 내측과까지 측정

8. 허리통증, 보행문제, 뚜렷한 척추측만증

9. 오른손잡이인 경우 스포츠와 같은 활동으로 인해 둘레가 더 클 것임

10. 보폭, 체충 부하, 보행단계 일치, 팔 흔들림, 발가락 위치, 운율

11. 짧아진 보폭, 넓어진 체중부하, 단계별 문제(예: 팔흔들림, 율동이 조화롭지 못함)

12. 넓어진 체중부하와 짧아진 보폭

13. 척추후만증

14. ROM, 변형, 홍조, 부종, 마찰음, 통증, 안전성

15. +5 정상, +4 저항에 움직임, +3 저항 없이 중력에 대해 움직임

16. 걸음걸이를 관찰함. 대상자에게 한 발로 뛰기, 일자보행 발끝과 발뒤꿈치로 걷기, 무릎 구부리기를 시킴. 롬베르그 검사를 수행

17. 상지: 빠른 교대운동과 손가락-엄지 대립
    하지: 발가락 치기와 발꿈치로 다리 앞면 따라 내려가기

18. 두 점간 운동과 손가락과 코를 짚게함

19. 본 교재 688쪽, 698쪽 참조

20. 나이, 체중, 직업

21. 직업

22. a. 장시간 동안 서 있거나 누워 있을 때 생기는 허리 통증. "허리를 둔한 칼로 찌르는 것처럼 느껴져요. 평소에 통증을 감소시키기 위해서 일어서서 주변을 걸어요. 뼈가 아프고 점점 늙어가고 있는 것 같아요." 통증은 1~10점 척도에서 7점임. 2년 전 퇴행성 관절질환으로 진단받았고 점차 더 악화되고 있음.
    b. 통증 때문에 장시간 동안 앉아 있거나 서 있을 수 없음

24.
1. B O N Ⓔ
2. Ⓣ E N D O N
3. L Ⓘ G A M E Ⓝ T
4. Ⓛ U M B A R
5. S Ⓟ I N E
6. B A L A Ⓝ C E
7. S A C R A Ⓛ
8. T Ⓗ O R A C I C
9. G Ⓐ I T
10. M U S C L Ⓔ

E T I N L P N L H A E

수근터널증후군을 테스트하는 2가지 방법은 TINEL과 PHALEN이다.

Chapter 21 감각신경계 사정

1.

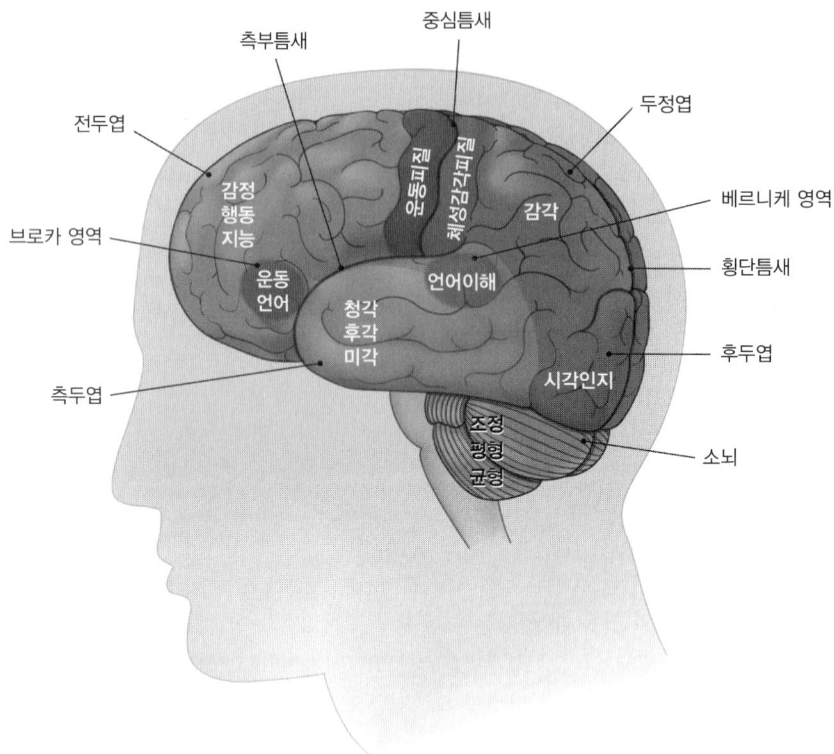

2. 1. b
   2. l
   3. j
   4. c
   5. a
   6. h
   7. f
   8. e
   9. g
   10. k
   11. i
   12. d
3. 사람, 장소, 시간
4. 흉골 문지르기, 손톱 누르기, 아킬레스건 꼬집기
5. 유두 비틀기, 안구 누르기
6. 즉시기억, 단기기억, 장기 기억
7. 즉시기억, 단기기억
8. 정신과적 문제

9. 1. c
2. a
3. b
4. e
5. d
6. j
7. f
8. g
9. h
10. l
11. i
12. k

10. 1. b
2. e
3. d
4. a
5. c

11. 이 악물기, 손을 맞잡고 반대방향으로 당기기

12. 0=반사 없음, +1=감소되어 있음, +2=정상, +3=정상보다 강함, +4=매우 강하며, 경련이 나타남

13. 정상: 발가락을 구부림
비정상: 발가락은 활짝 펴지고 엄지발가락은 발등으로 굽혀짐

14. 눈을 감음

15. 온도, 통증과 온도는 같은 신경로로 전달되기 때문

16. 심부건 감각은 없지만 표재성 감각은 있음

17. 대상자에게 눈을 감도록 하고, 진동 소리굽쇠를 손가락이나 발가락의 관절 골단면에 놓음

18. 대상자에게 눈을 감도록 하고, 손가락을 위아래로 움직인 후 대상자에게 운동방향을 구별하도록 함

19. 1. c
2. e
3. d
4. b
5. a

20. 본 교재 744쪽, 759쪽 참조

21. 두개내압 상승

22. 의식수준의 변화

23. 두통의 악화, 구토, 졸림, 기면, 글라스고혼수척도 14점, 동공반응의 변화(느려짐), 활력징후의 변화, 맥압의 확대, 심박동수 감소, 운동강도의 감소

24. a. 두통과 구토, 의식수준의 변화, 동공반응의 변화, 활력징후의 변화
b. 교통사고, 지속적인 뇌진탕, 두통 악화 호소, 머리와 목을 보호함

26.
1. B R Ⓐ I N
2. Ⓒ O R T E X
3. T H A Ⓛ A M U S
4. Ⓢ Y N A P S E
5. A F F Ⓔ R E N T
6. N E U R O N Ⓢ
7. C E R E B E Ⓛ L U M
8. M E D U L L Ⓐ
9. Ⓦ E R N I C K E
10. B R Ⓞ C A' S Ⓐ R E A
11. Ⓖ R A Y Ⓜ A T T E R
12. Ⓒ E R E B R U M
13. M E N I N Ⓖ E S
14. Ⓞ C C I P I T A L L O B E

A C L S E S L A W O A G M C G O
의식수준을 사정하기 위해 사용되는 보편적 도구는 글래스고혼수척도(GLASGOW COMA SCALE)이다.

Chapter 22 종합 사정

1. 심혈관 검진과 고환자가검진

2. 고혈압, 심혈관질환, 식이(특히 콜레스테롤), 직업환경

3. 양성: 건강검진을 받으려 옴, 지지체계를 가지고 있음
음성: 흡연, 알코올 사용, 고콜레스테롤 식이, 심혈관 질환의 가족력, 직업위험요인, 일반적 검진을 수행하지 않음

4. a. 고환자가검진을 알지 못함
b. 건설현장 근무자

Chapter 23 임부 사정

1. 1. e
2. g
3. l
4. k
5. m
6. h
7. b

8. n
9. a
10. d
11. f
12. c
13. i
14. o
15. j

2. a. 확정적
b. 추정적
c. 가정적
d. 추정적
e. 가정적
f. 가정적
g. 추정적
h. 추정적
i. 가정적
j. 가정적
k. 확정적
l. 가정적
m. 추정적
n. 추정적
o. 추정적

3. 당뇨, 고혈압, 방실판막부전, B형 간염, 암, 풍진, 성병

4. 몸무게, 자궁저부 높이, 태아심음 강도, 태아자세

5. 7/8/06

6. 유방, 자궁저부, 출혈, 혈관의 혈전 사정, 배뇨, 회음절개나 절개, 치질과 장운동과 같은 위장관계 문제

7. 본 교재 806~809쪽 참조

9. 부드러운 자궁, 다량 출혈, 창백한 색깔과 활력징후

10. 낮은 혈압, 맥박 증가, 창백한 색깔, 나쁜 모세혈관 재충전, 차고 축축한 피부, 부드러운 자궁, 혈전이 있는 다량 출혈

11. 얕은 호흡, 하지의 감각 저하, 허약감, 하지의 무감각

12. 피부 긴장, 수화, 점막, 소변량

13. 복부

14. 지지, 출산 전 교실, 신생아 관리와 모유수유 교육, 엄마와 영아를 위한 추후 관리

15. a. 다량 출혈, 낮은 혈압, 증가된 맥박, 창백하고 차며 축축한 피부
b. 마취 종류, 환기저하, 복부절개 부위의 통증
c. 제왕절개와 외과적 절개
d. 수술과 복부절개

Chapter 24 신생아와 영아 사정

1. 1. k
   2. c
   3. a
   4. f
   5. d
   6. e
   7. l
   8. b
   9. j
   10. h
   11. i
   12. g
2. 심박동수, 호흡, 근긴장도, 피부색, 자극에 대한 반응(울음)
3. 산전 건강인 임신과 진통과 분만 영역, 마취, 분만법
   임신 기간 중 약물 복용(음주, 불법 약물, 약국에서 구입한 약물), 임신 기간 동안 내과적 문제와 산전 관리
4. 머리둘레, 가슴둘레, 복부둘레, 신장, 체중
5. 1. d
   2. g
   3. l
   4. b
   5. k
   6. e
   7. f
   8. p
   9. j
   10. m
   11. h
   12. i
   13. c
   14. o
   15. n
   16. a
6. 본 교재 846~857쪽 참조
8. 나이-1~10주 사이에 흔하게 발생. 성-남아에게 더 흔함. 인종-백인에게 흔함. 임신 기간을 다 채우고 태어남. 조산아보다 더 흔함. 유문협착증이 있는 가족력, 출생서열-첫째가 더 흔함
9. 매일 대변을 몇 번 보았는지? 색깔과 굳기는 어땠는지? 소변 때문에 기저귀를 몇 번 바꿔 주었는지? 하루에 몇 번 토했고 양은 얼마였는지? 하루에 몇 번 토하지 않고 수유를 하는지?

10. 수유 후 1시간 이내 분출성 구토, 상한 우유, 팽창된 상복부, 역류성 연동파동, 명치부위에 올리브 모양의 덩어리가 만져짐

11. 구토, 몸무게 감소, 체온, 심박동과 호흡수 증가, 움푹 들어간 천문, 건조하고 따뜻한 피부와 점막, 쳐져 있고 힘이 없으며 활동적이지 않음

12. 신뢰감 대 불신감

13. 엄마가 아이와 함께 있도록 허락

14. a. 구토, 활력징후 증가, 움푹 들어간 천문, 건조하고 따뜻한 피부와 점막, 몸무게 감소
    b. 몸무게 감소와 구토

15. 구토로 인해 이차적으로 발생할 수 있음

Chapter 25 유아와 학령전기 아동 사정

1. 성공: 신체기능을 통제하고, 부모와 분리될 수 있으며, 자신을 타인과 구별할 수 있고, 만족 지연을 인내할 수 있음

   실패: 수치심과 의심을 느끼고, 분노발작이 있으며, 계속 "아니오"라고 함

2. 성공: 의식이 발달하며, 좋은 행동 혹은 나쁜 행동을 알고, 보상이나 처벌로 동기부여를 받음

   실패: 좋은 행동 혹은 나쁜 행동을 모름

3. 배변훈련, 분노발작, 사고

4. 반복적인 응급실 방문, 부상원인에 대한 진술과 신체검진 소견의 불일치, 아동이나 부모에 대한 부적절한 반응, 부상에 대한 설명의 불일치, 학대의 다른 징후, 오래된 학대증거

5. 아동을 부모와 함께 있도록 하며, 검진부위를 설명할 때 장난감이나 게임을 이용하고, 이경이나 검안경을 이용한 검진은 마지막에 실시함

6. 머리둘레를 측정할 필요가 있으며, 성장곡선에서 키와 체중을 구분하고, 대천문을 측정하며, 이경검사를 할 때는 귓볼을 아래로 당김

7. 본 교재 884~887쪽 참조

9. 연령대에 비해 저체중으로 체격이 작음. 24시간 회상법

10. 주로 젖병수유를 함

11. 귀 감염의 재발, 최근 상기도염, 연령, 수면 시 젖병수유, 간접흡연 노출

12. 납이 함유된 페인트 중독, 부적절한 카시트로 인한 교통사고

13. 귀 감염의 재발, 최근 상기도염, 고열, 귀 당김, 불안정, 숙면을 취하지 못함, 식욕 감소, 붉은색 고막, 림프부종

14. 비활동적, 심박동수와 호흡수 증가, 창백한 결막, 숟가락형의 손톱, 24시간 회상법상 영양결핍, 낮은 헤마토크릿과 헤모글로빈

15. 고열, 탈수, 빈혈

16. 식이, 수면 시 젖병수유, 간접흡연 노출, 납이 함유된 페인트 노출 가능성, 차량 안전

17. 자율성 대 수치심과 의심

18. 장과 방광 조절

19. 24시간 회상법 및 영양결핍

20. a. 직장체온 상승: 38.4℃
b. 연령, 영양결핍, 빈혈
c. 납이 함유된 페인트 노출 가능성이 있는 오래된 집, 부적절한 차량 안

Chapter 26 학령기 아동과 청소년 사정

1. 성공: 독립성이 증가하고, 타인과 일하며 협력하는 것을 배움. 가족 외 또래 교사와 관계를 형성하고, 의식이 발달함
실패: 의존적이며 학업에 실패함. 관계형성이 어렵고, 건강하지 않으며 위험한 행위를 함

2. 성공: 자아와 자존감, 개인적 가치, 미래 경력을 위한 계획을 수립함
실패: 나쁜 자기 이미지를 수립하고, 불안정하며, 건강하지 않고 위험한 행위를 함

3. 운동 관련 부상, 자동차 사고, 물질남용, 식이장애, 성생활

4. 물질남용(약물, 술, 담배), 부상(운동시 보호장구 착용, 자동차/운전안전, 영양(비만 및 식이장애), 성병과 임신 등 성생활

5. 성장곡선에서 키와 몸무게를 비교하고 이차성징을 사정

6. 본 교재 899~902쪽 참조

8. 허약, 피로, 피부 창백, 점막 창백, 맥박 증가, 혈압과 호흡저하, 수축기 심잡음 II/VI 양성, 잇몸 출혈, 멍

9. 체온 상승, 림프절 비대, 피로

10. a. 면역저하와 관련된 감염 위험성
b. 골수 영향과 관련된 상해 위험성
c. 출혈과 관련된 체액부족의 위험성

11. a. 체중 저하, 식욕 감소, 급성 림프구성 백혈병
b. 피로 호소

13. 근면성 대 열등감

14. 학업에서 성취감을 느끼고, 가족 외 관계를 형성하고자 하는 욕구

15. 대상자의 운동량을 고려할 때 낮은 근육지방비가 무월경에 기여하였을 것으로 생각할 수 있음

16. 운동, 불규칙적인 주기가 초경 후 1~2년 동안 흔함

17. 속발성

18. 빈혈 과거력, 체중 감소

19. 정체감 대 역할 혼미

20. 관계와 경력 개발

21. a. 키는 5%, 체중은 5% 미만에 속함
b. 운동 양상이 생리주기에 영향을 미치는 것을 알지 못함

Chapter 27 노인 사정

1. 다양한 치료를 받고 있는 다양한 문제, 노인에게 나타나는 질병을 구별, 대상자가 "건강 비관주의자"라면 증상이 과장되어 표현됨
2. 좀 더 많은 시간을 가짐. 청력에 문제가 있는지 질문함. 천천히, 분명하게 그리고 저음으로 말함. 재조정 필요. 노인이 회상할 시간이 필요함을 인식함
3. 성공적인 경우: 삶의 만족, 사회에 공헌. 성공하지 못한 경우: 우울, 음주, 자살
4. 따뜻하고 밝지만 눈부시지 않은 조명을 유지. 주변의 소음을 최소화. 대상자에게 보통 의자보다 좀 더 높은 의자를 제공. 자세변경은 최소화
5. 본 교재 942~950쪽 참조
6. 1. b
   2. c
   3. d
   4. a
8. 통합감 대 절망감
9. 통증과 활동 능력의 감소는 우울증을 유발할 수 있음
10. 류마티스 관절염은 피로와 열 증상과 관련된 전신질환임
11. 나이, 직업, 몸무게
12. 움직이면 생기는 통증, 제한된 관절운동범위, 보행문제, 마찰음, 근력 저하, 무릎 부종
13. a. 활동하면 심해지는 통증
    b. 무릎 통증, 감소된 관절운동범위, 걸을 때 지팡이가 필요함, 근력 저하
    c. 무릎 통증으로 밤에 깬다고 이야기함